Distal Radius Fractures
A Clinical Casebook

桡骨远端骨折
临床病例手册

原　著　Jeffrey N. Lawton

主　审　马信龙

主　译　东靖明　王烨明

译　者（按姓氏笔画为序）

　　　　王烨明　田　旭

　　　　刘俊阳　张　博

审校者（按姓氏笔画为序）

　　　　王　蕾　庄澄宇

　　　　吴晓明　郁　凯

　　　　虞　佩

北京大学医学出版社

图书在版编目（CIP）数据

桡骨远端骨折临床病例手册 /（美）杰弗里·劳顿
(Jeffrey N. Lawton) 原著；东靖明，王烨明主译 . –
北京：北京大学医学出版社，2021.3
　　书名原文：Distal Radius Fractures: A Clinical Casebook
　　ISBN 978-7-5659-2361-6

　　Ⅰ . ①桡… 　Ⅱ . ①杰… ②东… ③王… 　Ⅲ . ①桡骨—骨折—
病案—手册 　Ⅳ . ① R683.41-62

中国版本图书馆 CIP 数据核字 (2021) 第 021643 号

北京市版权局著作权合同登记号：图字：01-2018-9045

First published in English under the title
Distal Radius Fractures: A Clinical Casebook
edited by Jeffrey N. Lawton
Copyright © Springer International Publishing Switzerland, 2016
This edition has been translated and published under licence from
Springer Nature Switzerland AG.

Simplified Chinese translation Copyright © 2021 by Peking University
Medical Press.
All Rights Reserved.

桡骨远端骨折 临床病例手册

主　　译：东靖明　王烨明
出版发行：北京大学医学出版社
地　　址：（100191）北京市海淀区学院路 38 号　北京大学医学部院内
电　　话：发行部 010-82802230；图书邮购 010-82802495
网　　址：http://www.pumpress.com.cn
E － mail：booksale@bjmu.edu.cn
印　　刷：中煤（北京）印务有限公司
经　　销：新华书店
责任编辑：冯智勇　责任校对：靳新强　责任印制：李 啸
开　　本：889 mm×1194 mm　1/32　印张：6.75　字数：154 千字
版　　次：2021 年 3 月第 1 版　2021 年 3 月第 1 次印刷
书　　号：ISBN 978-7-5659-2361-6
定　　价：75.00 元
版权所有，违者必究
（凡属质量问题请与本社发行部联系退换）

译者前言

桡骨远端骨折是临床上常见骨折之一，在骨科急诊中超过20%的患者为桡骨远端骨折。目前，对于桡骨远端骨折最佳治疗方式仍存在争议。尽管大多数的桡骨远端骨折通过手法复位石膏固定的保守治疗方法可达到治疗目的，但是随着患者对充分恢复关节功能要求的提高和内固定技术的进步，手术治疗逐渐成为主流。

本书主编 Jeffrey N. Lawton 博士是美国密歇根大学手外科和整形科主任。他邀请全美多个手外科中心的骨科同仁，紧密结合具体临床病例，对桡骨远端骨折的经皮穿针复位内固定、外固定架技术、切开复位钢板内固定等主要手术治疗方法进行了深入浅出的讨论。对不同固定技术的适应证和手术技术在文献回顾的基础上进行了详尽的讨论和说明。作为实用手册，本书可成为住院医师的临床工作参考书，也可为经验丰富的骨科医生提供临床治疗决策的新思路。

本书译者主要是我院的中青年骨科医师，其中多数曾在国外学习。译文文笔流畅，能准确表达原著的涵义。感谢上海瑞金医院的王蕾、庄澄宇、虞佩医生，上海第一人民医院的吴晓明医生和天津第五中心医院的郁凯医生在百忙中对本书译稿的审校。

东靖明　王烨明

天津医院

3

原著前言

我非常荣幸能够完成这本《桡骨远端骨折 临床病例手册》。我和这些著名的学者们一起，对桡骨远端骨折的临床治疗进行了更加细致的探讨，内容远超其他的相关文献和教科书。本书的写作灵感源于大量的教学课程以及临床工作中处理桡骨远端骨折时积累的经验和方法。治疗桡骨远端骨折，必须有多种不同的方案。

在过去的几十年里，骨科医生通常采用背侧钢板或外固定支架治疗桡骨远端骨折，并认为这是治疗桡骨远端骨折的最佳方法。然而，随着不同术式的出现，最引人注目的是掌侧锁定钢板的问世，目前大家又倾向于使用掌侧锁定钢板治疗所有桡骨远端骨折。但是这种通用的固定方式导致了对一些患者的无效或不恰当的治疗。本书的目的是阐述不同类型的桡骨远端骨折的不同治疗方法，每个章节均围绕临床病例设计，展示各种桡骨远端骨折的不同特点，回顾文献后再次分析临床病例及其治疗方法，最后总结临床经验。另外，在本书的最后回顾了一些桡骨远端骨折的常见并发症。

我非常荣幸在编写此书的过程中邀请到了全美国最好的手外科医疗中心的优秀专家。相信这个团队会为桡骨远端骨折的诊疗做出巨大贡献。感谢大家在编写此书时付出的巨大努力。还要感谢 Springer 的编辑 Kristopher Spring 和 Brian Halm，是他们将书稿编辑成册。最后，我要感谢 Nancy Phillips——我在密歇根大学的行政助理，他帮助我组织、整理、完成了这本著作并得以展现在大家面前。

Jeffrey N. Lawton

Ann Arbor，MI，USA

目　录

第 1 章　掌侧锁定钢板治疗桡骨远端干骺端骨折.........................1

第 2 章　掌侧钢板 / 钩针治疗掌侧缘骨折.........................10

第 3 章　掌侧锁定钢板 + 尺背侧钢板.........................21

第 4 章　掌侧锁定钢板 + 桡骨茎突钢板.........................31

第 5 章　掌侧锁定钢板治疗桡骨远端关节内骨折.........................39

第 6 章　背侧钢板固定桡骨远端骨折.........................46

第 7 章　桡骨远端骨折特定骨块固定技术.........................59

第 8 章　掌尺侧固定.........................74

第 9 章　桡侧柱骨折.........................83

第 10 章　桡骨远端骨折：Kapandji（Intrafocal）固定技术.........................98

第 11 章　桡骨远端骨折的桥接钢板固定.........................110

第 12 章　经皮克氏针及外固定治疗桡骨远端骨折.........................121

第 13 章　尺骨茎突骨折伴桡尺远侧关节不稳定.........................132

第 14 章　桡骨远端骨折伴尺骨头与颈部骨折.........................141

第 15 章　桡尺远侧关节脱位与 Galeazzi 骨折.........................151

第 16 章　儿童干骺端骨折的切开复位内固定.........................163

第 17 章　桡骨远端骨折内固定失败.........................174

第 18 章　桡骨远端骨折合并腕管综合征.........................187

第 19 章　桡骨远端骨折的并发症：拇长伸肌腱断裂.........................198

第1章

掌侧锁定钢板治疗桡骨远端干骺端骨折

病例

患者女性，72岁，右利手。伸直位摔伤右腕。她因桡骨远端骨折在一家医院的急救中心接受检查和闭合复位石膏夹板固定。在10天后的复查中，除了腕部疼痛和因石膏导致的瘙痒以外，她否认任何麻木或刺痛。

查体时我们发现外固定并不理想，石膏夹板延伸至近指间关节水平，且拇指位于掌侧，未做单独处理。查体时未发现神经血管症状，但X线片（图1.1）示右桡骨远端干骺端骨折，背侧移位。

由于骨折病史时间较长，再次闭合复位的失败率较高。因此，在我们与患者和她的儿子交流了保守治疗与手术治疗的风险和收益后，他们决定接受手术治疗。第二天，我们采用切开复位和桡骨远端锁定钢板固定治疗。术后复查X线片提示骨折对线与内固定位置满意（图1.2）。术后经过简单的支具固定和职业手法治疗后，她开始可耐受的活动。

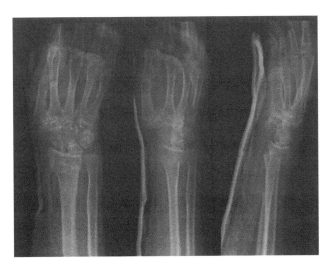

图 1.1　桡骨远端关节外骨折，闭合性复位后第一次复查时发现骨折对位不良

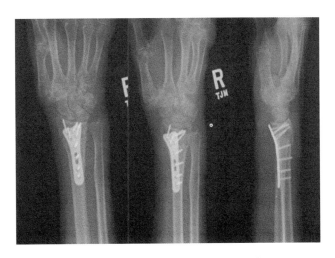

图 1.2　桡骨远端骨折切开复位内固定术后

文献

手术指征

桡骨远端骨折的处理取决于骨折的特点、患者因素以及医生的选择。虽然有些关节外骨折可以复位并维持位置直到骨折愈合，但对于不稳定骨折来说，易发生复位丢失，需要考虑手术治疗。

在桡骨远端干骺端骨折中，患者因素极为关键。当然，多发伤或同侧上肢软组织或骨的损伤是手术治疗的潜在指征。对因个人或职业原因无法忍受或接受长时间固定的患者来说，手术内固定可允许早期活动。尽管许多治疗方法之间的临床结果相似，但手术治疗可以缩短固定时间，使患者尽早回归工作和生活。就骨折特征而言，患者年龄是提示骨折不稳定的可靠预测因素之一[1]。McQueen 等的早期研究指出，对 60 例老年桡骨远端骨折患者采用闭合复位外固定，有 53 例失败，其中 75% 的患者在复位后 1 周内失败[2]。研究表明，骨量减少或骨质疏松的患者若发生桡骨远端骨折时，更容易骨折不稳定、畸形愈合和腕骨排列异常[3]。是否和何时重建桡骨远端的影像学指标与功能恢复的内在联系，这点不在本章的讨论范围。换言之，如果医生和患者都希望维持良好稳定的骨折对位，应该考虑切开复位内固定。最后，由于保守治疗需要更频繁的随访[4]，因此对于那些不能每周按时接受医生随访的患者来说，早期手术是可以考虑的。

生物力学研究

目前已经有许多关于使用掌侧锁定钢板治疗桡骨远端骨折的初步研究。一般是在尸体标本中创建桡骨远端关节外骨折模型，进行钢板固定后的生物力学评估。还有许多研究描述了内固定的最佳入路，要求将螺钉放置在软骨下骨的位置以支撑关节面[5]。如果螺钉穿透背侧皮质，就会刺激伸肌腱，甚至可能发生断裂。因此，软骨下骨的螺钉不应突出于背侧皮质。Liu 等的研究表明，螺钉穿过 75% 的桡骨远端厚度就是可以接受的[6]。也有学者提出，虽然大多数掌侧锁定钢板在远端有许多螺钉孔，但从生物力学角度来看，仅置入一半数量的螺钉即可[7, 8]；但 Mehling 的研究表明，使用更多的螺钉会使固定更加坚固[9]。

掌侧钢板与其他手术方法的比较

有许多研究将使用掌侧钢板或其他固定方法治疗桡骨远端关节外或简单关节内骨折的结果进行了比较。

在掌侧钢板出现前，临床医师最常使用的手术方法是经皮克氏针结合外固定。一项随机试验研究对比了使用掌侧锁定钢板和经皮克氏针结合外固定的病例，发现在术后的前 6 个月，掌侧钢板组的效果更好，在术后 12 个月时两组的差异微小[10]。同样，经皮克氏针结合外固定组在术后至少 6 个月中的临床和影像学结果上均差于掌侧钢板组[11]；因随访期是有限，我们尚不清楚这种临床结果差异是否会长期存在。现在学者们依然在不断地研究不同手术方法的结果差异。

最近，有研究对比了髓内钉与掌侧钢板的使用结果，发现髓内钉具有较好的短期（6 周）疗效，但在 3 个月后结果无差异；但髓内钉会增加桡神经浅支损伤的风险[12]。一项初步研究发现，新型的髓内钉与掌侧钢板的临床疗效没有差别，但是软组织损伤要小于使用掌侧钢板[13]。然而另一项研究却发现使用髓内钉的疗效比掌侧钢板要差[14]。总体上，髓内钉的适应证要比钢板少得多，但随着髓内钉的发展，提供了治疗桡骨远端关节外骨折的一种选择。

可能的并发症

与任何手术一样，使用掌侧钢板的切开复位内固定术也会有感染、神经或血管损伤、畸形愈合、不愈合、僵硬和需要进一步手术等常见的风险，其特异性的并发症是潜在的肌腱刺激和（或）断裂。伸肌腱甚至可以被轻微突出的螺钉刺激，并可能发生肌腱断裂（图 1.3）[15-20]。掌侧钢板也可能会刺激拇长屈肌腱和桡侧腕屈肌腱，甚至发生断裂[20-24]。其他的并发症还包括螺钉穿入关节、复位丢失、伸肌腱鞘炎、腕管综合征、复杂的局部疼痛综合征、螺钉松动和延迟愈合等[25]。使用掌侧钢板治疗不稳定桡骨远端骨折时，并发症的发生率为 5%[26] ~ 48%[27]。

术后治疗

掌侧钢板固定的优点是可以获得可靠固定并允许早期功能锻

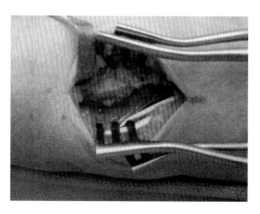

图 1.3　突出于背侧的螺钉导致示指固有伸肌腱断裂

炼。虽然早期活动度和远期效果并不相关[28]，但这对于那些需
要早期恢复日常工作中的人来说是非常有意义的。

病例回顾

患者闭合复位石膏夹板固定后发生复位丢失，将难以恢复到
满意的功能。因此，我们与患者对治疗方案进行了讨论。虽然可
以在手术室尝试再次闭合复位，但骨折相对不稳定，因此再次闭
合复位失败风险较高。另一种选择是闭合性复位经皮穿针石膏夹
板固定，但患者的皮肤对石膏夹板过敏，难以长期耐受。作者认
为，切开复位和掌侧钢板内固定可解剖复位，为患者的功能恢复
提供了最可靠的保障，同时也减少并发症，并允许早期拆除石膏
夹板以及开始关节活动度训练。

临床技巧

对于桡骨远端关节外骨折复位良好的患者来说，需要建议
其按时进行复查。复查的时间是骨折复位后的第1、2、3、6周。
如果复位丢失，就要考虑手术治疗。选择治疗方法前要坦率告知
手术治疗和非手术治疗的风险和益处，从而指导患者和医生制订
一个双方都同意的方案。复位的丢失和无法长期耐受外固定是最
常见的手术原因。另外对于某些患者来说，长期的外固定会影响
生计，这也是早期行手术治疗的原因。

手术可以在门诊手术室进行，局部麻醉即可。当然对某些患
者也可以采用全身麻醉。根据笔者的经验，使用术后"镇痛泵"
可以减少患者术后疼痛和对药物的需求。

笔者采用桡侧腕屈肌腱鞘入路，复位掌侧皮质。当位置很

难维持时（通常是不稳定骨折），可以采用 0.0625 英寸的克氏针协助固定，通常是在透视引导下，从桡骨茎突打入，穿过骨折部位后固定到干骺端，这样可以提供临时固定。透视下确认复位后放置掌侧钢板。克氏针可能影响桡骨茎突螺钉置入，应及时拔除。笔者会根据骨折类型和患者的需要选择钢板，其次是根据器械的熟悉程度。在打入螺钉时笔者会将最尺侧的螺钉稍微向桡侧偏斜，这样可以避免螺钉进入桡尺远侧关节。

笔者通常使用可吸收缝线和皮肤黏结剂，这样既美观，也减轻了患者对拆线的顾虑。术后制动主要是为了舒适，笔者通常采用掌侧石膏夹板固定，术后 1 周更换为腕关节支具，患者在活动范围锻炼（无论有没有康复治疗师的指导）或洗澡时可以摘除支具。

桡骨远端骨折通常需要 6 ~ 8 周才能愈合，术后第一次复查时需要指导患者进行手部的功能锻炼，并在大约 1 个月后进行临床和 X 线评估。如果骨折愈合顺利，就要逐步增加力量训练并恢复日常的活动。

术后不常规取出内固定，但是如果内固定造成肌腱激惹或断裂、出现其他内固定相关症状、发生内固定周围骨折需要翻修等情况，则需要将其取出。

（Rachel S. Rohde 著　田　旭 译　庄澄宇 审校）

参考文献

1. Mackenney PJ, McQueen MM, Elton R. Prediction of instability in distal radial fractures. J Bone Joint Surg Am. 2006;88(9):1944–51.
2. Beumer A, McQueen MM. Fractures of the distal radius in low-demand elderly patients: closed reduction of no value in 53 of 60 wrists. Acta

Orthop Scand. 2003;74(1):98–100.

3. Clayton RA, Gaston MS, Ralston SH, Court-Brown CM, Mcqueen MM. Association between decreased bone mineral density and severity of distal radial fractures. J Bone Joint Surg Am. 2009;91(3):613–9.

4. Lichtman DM, Bindra RR, Boyer MI, Putnam MD, Ring D, Slutsky DJ, Taras JS, Watters WC, Goldberg MJ, Keith M, Turkelson CM, Wies JL, Haralson RH, Boyer KM, Hitchcock K, Raymond L. AAOS clinical practice guideline summary: treatment of distal radius fractures. J Am Acad Orthop Surg. 2010;18:180–9.

5. Drobetz H, Bryant AL, Pokorny T, Spitaler R, Leixnering M, Jupiter JB. Volar fixed-angle plating of distal radius extension fractures: influence of plate position on secondary loss of reduction—a biomechanic study in a cadaveric model. J Hand Surg Am. 2006;31(4):615–22.

6. Liu X, Wu WD, Fang YF, Zhang MC, Huang WH. Biomechanical comparison of osteoporotic distal radius fractures fixed by distal locking screws with different length. PLoS One. 2014;9(7), e103371.

7. Crosby SN, Fletcher ND, Yap ER, Lee DH. The mechanical stability of extra-articular distal radius fractures with respect to the number of screws securing the distal fragment. J Hand Surg Am. 2013;38(6):1097–105.

8. Moss DP, Means Jr KR, Parks BG, Forthman CL. A biomechanical comparison of volar locked plating of intra-articular distal radius fractures: use of 4 versus 7 screws for distal fixation. J Hand Surg Am. 2011;36(12): 1907–11.

9. Mehling I, Müller LP, Delinsky K, Mehler D, Burkhart KJ, Rommens PM. Number and locations of screw fixation for volar fixed-angle plating of distal radius fractures: biomechanical study. J Hand Surg Am. 2010;35(6):885–91.

10. Wilcke MK, Abbaszadegan H, Adolphson PY. Wrist function recovers more rapidly after volar locked plating than after external fixation but the outcomes are similar after 1 year. Acta Orthop. 2011;82(1):76–81.

11. McFadyen I, Field J, McCann P, Ward J, Nicol S, Curwen C. Should unstable extra-articular distal radial fractures be treated with fixed-angle volar-locked plates or percutaneous Kirschner wires? A prospective randomised controlled trial. Injury. 2011;42(2):162–6.

12. Safi A, Hart R, Těkněďžjan B, Kozák T. Treatment of extra-articular and simple articular distal radial fractures with intramedullary nail versus volar locking plate. J Hand Surg Eur. 2013;38(7):774–9.

13. Zehir S, Calbiyik M, Zehir R, Ipek D. Intramedullary repair device against volar plating in the reconstruction of extra-articular and simple articular distal radius fractures; a randomized pilot study. Int Orthop. 2014;38(8): 1655–60.

14. Chappuis J, Bouté P, Putz P. Dorsally displaced extra-articular distal radius fractures fixation: Dorsal IM nailing versus volar plating. A randomized controlled trial. Orthop Traumatol Surg Res. 2011;97(5):

471–8.

15. Al-Rashid M, Theivendran K, Craigen MA. Delayed ruptures of the extensor tendon secondary to the use of volar locking compression plates for distal radial fractures. J Bone Joint Surg Br. 2006;88:1610–2.

16. Benson EC, DeCarvalho A, Mikola EA, Veitch JM, Moneim MS. Two potential causes of EPL rupture after distal radius volar plate fixation. Clin Orthop Relat Res. 2006;451:218–22.

17. Engkvist O, Lundborg G. Rupture of the extensor pollicis longus tendon after fracture of the lower end of the radius: a clinical and microangiographic study. Hand. 1979;11:76–86.

18. Failla JM, Koniuch MP, Moed BR. Extensor pollicis longus rupture at the tip of a prominent fixation screw: report of three cases. J Hand Surg Am. 1993;18:648–51.

19. Wong-Chung J, Quinlan W. Rupture of extensor pollicis longus following fixation of a distal radius fracture. Injury. 1989;20:375–6.

20. Rozental TD, Beredjiklian PK, Bozentka DJ. Functional outcome and complications following two types of dorsal plating for unstable fractures of the distal part of the radius. J Bone Joint Surg Am. 2003;85:1956–60.

21. Bell JS, Wollstein R, Citron ND. Rupture of flexor pollicis longus tendon: a complication of volar plating of the distal radius. J Bone Joint Surg Br. 1998;80:225–6.

22. DiMatteo L, Wolf JM. Flexor carpi radialis tendon rupture as a complication of a closed distal radius fracture: a case report. J Hand Surg Am. 2007;32: 818–20.

23. Klug RA, Press CM, Gonzalez MH. Rupture of the flexor pollicis longus tendon after volar fixed-angle plating of a distal radius fracture: a case report. J Hand Surg Am. 2007;32:984–8.

24. Koo SC, Ho ST. Delayed rupture of the flexor pollicis longus tendon after volar plating of the distal radius. Hand Surg. 2006;11:67–70.

25. Arora R, Lutz M, Hennerbichler A, Krappinger D, Espen D, Gabi M. Complications following internal fixation of unstable distal radius fracture with a palmar locking-plate. J Orthop Trauma. 2007;21(5):316–22.

26. Fok MWM, Klausmeyer MA, Fernandez DL, Orbay JL, Bergada AL. Volar plate fixation of intra-articular distal radius fractures: a retrospective study. J Wrist Surg. 2013;2(3):247–54.

27. Knight D, Hajducka C, Will E, McQueen M. Locked volar plating for unstable distal radial fractures: clinical and radiological outcomes. Injury. 2010;41(2):184–9.

28. Lozano-Calderon SA, Souer S, Mudgal C, Jupiter JB, Ring D. Wrist mobilization following volar plate fixation of fractures of the distal part of the radius. J Bone Joint Surg Am. 2008;90:1297–304.

第2章
掌侧钢板/钩针治疗掌侧缘骨折

病例

患者男性，商人，50岁，右利手。每小时 70 km 的速度驾驶雪地车时与树相撞全身受伤。他在一家转诊机构接受检查，诊断为右肩胛骨骨折、多发肋骨骨折和右桡骨远端骨折，右腕未经复位单纯夹板固定。伤后 4 天就诊处理腕关节损伤，查体：右腕疼痛，正中神经分布区有麻木和刺痛。

右腕关节前后位、侧位和斜位 X 线片显示桡骨远端关节内粉碎性骨折并向背侧移位（图 2.1）。其中桡骨茎突和月骨窝掌侧缘均存在独立骨折块，桡骨远端背侧缘粉碎严重。侧位 X 线片测量泪滴角为 50°（图 2.2）。

患者决定接受手术治疗，手术在臂丛神经阻滞麻醉联合镇静麻醉下进行。

采用扩大的桡侧腕屈肌（flexor carpi radialis，FCR）入路。在腕部掌侧行 6 cm 的纵向切口，打开 FCR 腱鞘并松解腕管[1]，再从 FCR 与桡动脉之间进入，将屈肌腱和正中神经拉向尺侧，显露旋前方肌，从桡侧将其掀起，显露桡骨远端以及骨折区域。术中需要剥离肱桡肌在桡骨茎突的止点，注意保护腕背第一间隙的肌腱。

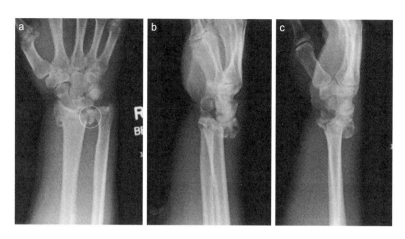

图 2.1 50 岁男性患者术前 X 线片提示右桡骨远端关节内粉碎骨折并且向背侧移位。（a）前后位 X 线片清楚地显示了月骨窝掌侧骨折块，移位明显（白色圆圈）。（b 和 c）斜位和侧位 X 线片显示桡骨远端关节内粉碎骨折并向背侧移位

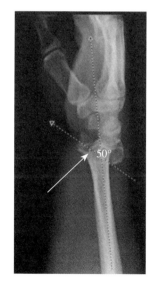

图 2.2 术前腕关节侧位片显示泪滴角是 50°。月骨窝掌侧部被定义为腕关节侧位 X 线片上的泪滴状区域（白色箭头）。泪滴角是桡骨干纵轴线与泪滴中轴线之间的夹角

　　通过旋前近骨折端来显露并松解背侧的瘢痕组织，然后初步复位桡骨茎突骨折块、舟骨窝骨和月骨窝掌侧缘骨折块，并采用克氏针临时固定。由于中间柱骨折块比较小且骨折线位于分水岭水平，因此我们决定使用掌侧 Geminus 钢板（Skeletal Dynamics, Miami, FL），然后采用近端 1 枚螺钉和远端 1 枚克氏针固定钢板，透视下确定钢板位置合适后，使用锁定螺钉固定桡骨茎突和舟骨窝骨折块，然后使用 2 枚无螺纹锁定螺钉支撑月骨窝骨折块。由于月骨窝骨折块的位置过于偏远端，因此我们在掌侧钢板上又安置了钩状钢板附件，这样可以固定桡月短韧带的附着部，在增加固定强度的同时为腕骨提供掌侧支撑。钢板近端六层皮质固定。术中评估桡尺远侧关节是稳定的，因此未进一步处理。然后修复旋前方肌并逐层缝合伤口，术后采用短臂掌侧石膏夹板外固定。

　　由于中间柱掌侧骨折块过于细小，因此术后将外固定改为短臂石膏管型，但仍维持手指和肘关节的活动。术后 4 周改为可拆卸的腕关节支具固定，并开始了正式的手部治疗和家庭康复锻炼，重点是手腕和前臂的运动。患者骨折正常愈合，没有发生复位丢失（图 2.3）。患者在最后的随访中显示出良好的活动度（图 2.4），表 2.1 列出了详情。患者恢复工作和所有其他活动，没有活动限制或困难。

文献回顾

　　如果桡骨远端关节内骨折中存在月骨窝掌侧的冠状面骨折块，治疗是非常困难的，而且通常很难在最初的 X 线片上识别出来。此外，较小的、不稳定的月骨窝骨折块固定时，通过标准

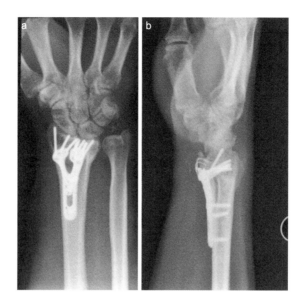

图 2.3　术后 8 个月的前后位（a）和侧位（b）X 线片显示钩钢板位置良好，骨折解剖复位，桡腕关节对应关系良好

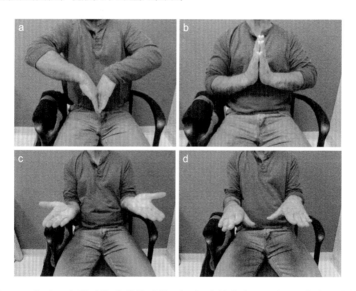

图 2.4　术后 8 个月时的腕关节功能：（a）腕关节掌屈，（b）腕关节背伸，（c）旋后，（d）旋前

表2.1　术后8个月随访时的腕关节活动度

	右	左
掌屈	45°	50°
背伸	30°	50°
桡偏	25°	25°
尺偏	30°	40°
旋前	70°	80°
旋后	60°	70°

的掌侧钢板技术是很难实现的。如果月骨窝掌侧骨折块的固定失效，可能会导致腕骨的掌侧半脱位，如果畸形愈合则可能对腕关节功能造成灾难性的影响。

月骨窝掌侧缘骨折最初是由 Melone 所描述的，常累及桡月掌侧韧带的附着部[2, 3]，月骨窝关节面在桡月掌侧韧带附着点向掌侧倾斜。影像学研究表明，月骨窝掌侧缘相对于桡骨远端骨面向前突出大约 3 mm[4]，由于这一解剖特征，桡骨远端掌侧钢板难以跨越此区域，因此会削弱钢板的支撑效应。此外，与桡骨茎突和背侧骨折块相比，月骨窝掌侧缘骨折块往往比较小，可能只能实现单一螺钉的固定，常会导致固定的不稳定甚至失败[5]。

许多学者强调，月骨窝掌侧缘骨折块固定欠佳，可能会导致桡骨远端骨折术后内固定失效，出现腕骨向掌侧半脱位[3, 5-7]。这证明了月骨窝对腕骨的稳定作用。如果固定失败，就会导致月骨和腕骨向掌侧半脱位畸形。

Harness 等报道 7 例桡骨远端骨折患者因月骨窝掌侧缘骨折块固定欠佳导致内固定失效[3]。在他的研究中，所有患者最初都接受了掌侧钢板治疗，术后 X 线片显示掌侧骨折块的解剖复位。

但在开始进行腕关节主动活动后，所有的 7 例患者均发生了月骨窝掌侧缘骨折块的移位，其中 4 例出现桡腕关节半脱位。与健侧相比，患侧的腕关节活动度和握力均减小[3]，即使在翻修术后这些功能缺陷仍存在。这就说明了初次手术时识别和固定月骨窝骨折块的重要性。

尽管上述病例存在问题，但并非所有包含月骨窝掌侧缘骨折块的桡骨远端骨折就注定要失败。Beck 等对 52 例桡骨远端掌侧剪切型骨折患者的 X 线表现进行评价[6]，52 例中有 7 例在初次固定后失败。术前月骨窝塌陷大于 5 mm 和（或）骨折块掌侧皮质长度小于 15 mm 与掌侧锁定钢板固定失败有关[6]。他们还指出，桡骨远端舟骨窝和月骨窝骨折块分离也是导致失败的危险因素。基于这些结果，在处理桡骨远端骨折的同时，如果合并小的、移位的月骨窝骨折块，除了使用掌侧钢板外，还应该辅助其他的固定方式。

在治疗桡骨远端掌侧剪切骨折时，我们必须首先确定是否有单独的月骨窝骨折块，一旦确诊，就需要充分显露桡尺远侧关节，以便解剖复位。然后可以使用多种固定技术来改善掌侧钢板的支撑效果或者增加固定点的数量，从而确保骨折块的稳定。

对于桡骨远端月骨窝掌侧缘骨折的早期诊断，可以说是治疗此类骨折最重要的一步。月骨窝掌侧缘在腕关节侧位 X 线片上显示为泪滴状区域[8]。泪滴角是桡骨干纵轴线与泪滴中轴线之间的夹角[8]。Fujitani 等的研究表明，关节面台阶的出现与泪滴角小于 45° 有明显的相关性，而且具有接近完美的研究者间和研究者内的可靠性[9]。另外，CT 可以帮助识别关节的受累程度、骨折块大小以及粉碎程度[10]。

在手术过程中，必须注意显露桡骨远端掌侧的尺侧部分（图

2.5）。充分显露后，在最终的内固定之前可以临时复位和固定月
骨窝掌侧缘骨折块。针对月骨窝掌侧缘骨折块的固定方法有许
多，需要手术医师在术中根据具体情况决定。

Chin 和 Jupiter 描述了使用钢丝套索技术治疗桡骨远端关节
面掌侧缘骨折的方法[11]。在该方法中，首先使用闭合复位的方
式复位桡骨茎突骨折块，1 枚或 2 枚 0.062 英寸的克氏针固定。
经桡骨远端的尺侧入路（尺神经血管束与屈肌之间）复位月骨窝
掌侧缘骨折块，再用 2.5 mm 的钻头在骨折线近端 1 cm 处的桡骨
干骺端皮质处钻孔 2 个，然后使用 1 根 19 号的钢丝穿过骨孔，
再经骨折远端的掌侧关节囊后拉紧。在作者最初的病例中，所有
4 名患者均获得了无痛的骨折愈合，75% 的患者恢复了与健侧相
同的腕关节活动度[11]。

另一种方法是在使用标准的掌侧锁定钢板上增加克氏针弹性
固定结构，这样也可以维持细小的月骨窝骨折块的位置。具体
方法是先将中间柱小骨折块复位后，使用一根 0.035 英寸的克氏
针从骨折块的掌侧唇进针，穿过骨折块，并到达骨折近端的背

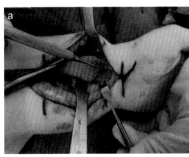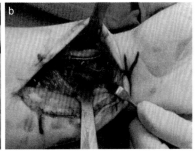

图 2.5　图中显示桡骨远端月骨窝掌侧缘骨折块的显露（a- 探针指向月骨窝
掌侧缘骨折块）和锁定钢板固定后的效果（b）

侧皮质。然后将掌侧的针尾弯向桡骨，再用标准的掌侧钢板压住针尾，并固定其余的骨折块。这种方式治疗的 9 名患者均完全愈合，无需去除内固定[12]，平均腕关节掌屈 46°、背伸 51°、旋后 80°、旋前 68°，平均患者腕关节评分（Patient Rated Wrist Evaluation, PRWE）17 分[12]。

掌侧万向锁定钢板通常能对月骨窝骨折块实现一定程度的固定，然而对于较小的骨折块，可能只能固定 1 枚螺钉[13]。除非钢板能对骨折块施加支撑效应，否则这是不理想的。遗憾的是，月骨窝骨折块的位置通常比较偏远端，因此需要将钢板放置在分水岭的更加远端，这可能会造成屈肌腱的刺激和断裂[14]。如果以这种方式使用掌侧钢板，则建议在骨折愈合后取出内固定[14]。

显然，传统的掌侧钢板固定月骨窝细小的骨折块是有缺陷的。幸运的是，新的固定系统可以满足这种要求。Geminus 钢板（Skeletal Dynamics, Miami, FL）分别固定桡侧柱和中间柱，并可以根据患者的解剖特点塑形，这样可以最大程度地固定月骨窝骨折块。这种钢板还可以安装额外的钩钢板附件，能够延伸到月骨窝骨折块上，提供更多的支持固定。另外，此系统针对不同类型的腕关节周围骨折，提供了多种钢板选择。Saw 等回顾性分析了 21 例应用 Geminus 钢板进行特定骨块固定的病例，经过至少 6 个月的随访，未发生复位丢失[15]。腕部和前臂活动度平均为掌屈 50°、背伸 63°、旋前旋后弧度 149°[15]。

当使用掌侧钢板固定后早期出现月骨窝骨折块的移位时，医生应该尝试再次切开复位内固定。复位的关键是恢复桡骨远端掌尺侧皮质的对位，解剖复位月骨窝骨折块，支撑钢板固定[5]或其他方法来稳定月骨窝骨折块。如果患者晚期出现畸形愈合，关节内截骨术可获得良好的功能结果[16]。

临床技巧

- 术前测量泪滴角或 CT 成像确定移位的月骨窝骨折块，以便进行适当的手术计划。

- 将掌侧锁定钢板尽可能地放在桡骨远端尺侧，以便最大限度地将螺钉固定在月骨关节面骨块，同时避免进入桡尺远侧关节。钢板应位于分水岭近端，骨折应该解剖复位且与钢板接触。

- 术中需要清晰地显示月骨关节面骨块的骨折线。钢板的边缘覆盖住骨折线是很常见的，这会造成固定确切的假象，错误地认为螺钉通过了骨折线。

- 尽管新一代的掌侧钢板可以根据月骨窝或舟骨窝的解剖形态塑形，并可以根据需要使用万向锁定技术固定骨折块，但仍然要考虑固定是否稳定，而且还要注意螺钉是否穿透进入桡腕关节或桡尺远侧关节。

- 使用低切迹的钩钢板附件可以对中间柱骨折块提供额外的固定。

- 使用 2 号 FiberWire（Arthrex，Naples，FL）的张力带结构可以作为使用标准掌侧钢板的补充。缝线穿过骨折近端的骨隧道，与掌侧关节囊固定。

- 术中需要透视以确定远端固定物／螺钉在软骨下骨水平以下的合适位置，不能穿透桡腕关节或桡尺远侧关节。

- 骨折固定后，医生应检查在掌侧应力下腕骨是否会发生掌侧半脱位，并应检查桡尺远侧关节是否稳定，如果桡腕关节或桡尺远侧关节存在不稳定，应在离开手术室前加以处理。

（Michael Maceroli，Warren C. Hammert 著

田　旭译　庄澄宇 审校）

参考文献

1. Pensy RA, Brunton LM, Parks BG, Higgins JP, Chhabra AB. Single-incision extensile volar approach to the distal radius and concurrent carpal tunnel release: cadaveric study. J Hand Surg Am. 2010;35(2):217–22.

2. Melone CP. Articular fractures of the distal radius. Orthop Clin North Am. 1984;15(2):217–36.

3. Harness NG, Jupiter JB, Orbay JL, Raskin KB, Fernandez DL. Loss of fixation of the volar lunate facet fragment in fractures of the distal part of the radius. J Bone Joint Surg Am. 2004;86-A(9):1900–8.

4. Andermahr J, Lozano-Calderon S, Trafton T, Crisco JJ, Ring D. The volar extension of the lunate facet of the distal radius: a quantitative anatomic study. J Hand Surg Am. 2006;31(6):892–5.

5. Kitay A, Mudgal C. Volar carpal subluxation following lunate facet fracture. J Hand Surg Am. 2014;39(11):2335–41.

6. Beck JD, Harness NG, Spencer HT. Volar plate fixation failure for volar shearing distal radius fractures with small lunate facet fragments. J Hand Surg Am. 2014;39(4):670–8.

7. Apergis E, Darmanis S, Theodoratos G, Maris J. Beware of the ulno-palmar distal radial fragment. J Hand Surg Br. 2002;27(2):139–45.

8. Medoff RJ. Essential radiographic evaluation for distal radius fractures. Hand Clin. 2005;21(3):279–88.

9. Fujitani R, Omokawa S, Iida A, Santo S, Tanaka Y. Reliability and clinical importance of teardrop angle measurement in intra-articular distal radius fracture. J Hand Surg Am. 2012;37(3):454–9.

10. Souer JS, Wiggers J, Ring D. Quantitative 3-dimensional computed tomography measurement of volar shearing fractures of the distal radius. J Hand Surg Am. 2011;36(4):599–603.

11. Chin KR, Jupiter JB. Wire-loop fixation of volar displaced osteochondral fractures of the distal radius. J Hand Surg Am. 1999;24(3):525–33.

12. Moore AM, Dennison DG. Distal radius fractures and the volar lunate facet fragment: Kirschner wire fixation in addition to volar-locked plating. Hand (N Y). 2014;9(2):230–6.

13. Hart A, Collins M, Chhatwal D, Steffen T, Harvey EJ, Martineau PA. Can the use of variable-angle volar locking plates compensate for suboptimal plate positioning in unstable distal radius fractures? a biomechanical study. J Orthop Trauma. 2015;29:e1–6.

14. Kitay A, Swanstrom M, Schreiber JJ, et al. Volar plate position and flexor tendon rupture following distal radius fracture fixation. J Hand Surg Am. 2013;38(6):1091–6.

15. Saw N, Roberts C, Cutbush K, Hodder M, Couzens G, Ross M. Early experience with the TriMed fragment-specific fracture fixation system in intraarticular distal radius fractures. J Hand Surg Eur Vol. 2008;33(1):53–8.

16. Ruch DS, Wray WH, Papadonikolakis A, Richard MJ, Leversedge FJ, Goldner RD. Corrective osteotomy for isolated malunion of the palmar lunate facet in distal radius fractures. J Hand Surg Am. 2010; 35(11):1779–86.

第3章
掌侧锁定钢板+尺背侧钢板

病例

病例1

患者女性，46岁，因机动车事故导致右桡骨远端粉碎性骨折（图 3.1a, b）。手术采用掌侧钢板进行固定，术中 X 线片显示关节面复位尚可（图 3.2a, b），舟月间隙有所增宽，但通过与原始 X 线片对比，考虑慢性韧带损伤所致，并非急性撕裂。术后随访中，发现桡骨远端月骨窝骨折块的复位丢失（图 3.3），CT 扫描显示，由于背侧支撑不足，远端螺钉已经穿出关节面（图 3.4a, b）。在翻修术中，使用尺背侧钢板对关节面更好地支撑固定（图 3.5a, b）。

病例2

患者男性，51岁。诊断：左桡骨远端粉碎性骨折。术前 CT 扫描发现月骨窝骨折块相对独立（图 3.6a, b）。第一次手术采用掌侧钢板固定，术中桡骨远端骨折固定稳定（图 3.7a, b）。但在随访的 X 线片上，我们发现尺背侧骨折块背侧移位、腕关节半脱位（图 3.8）。在翻修术中，使用背侧钢板固定尺背侧骨折块（图 3.9）。骨折顺利愈合。

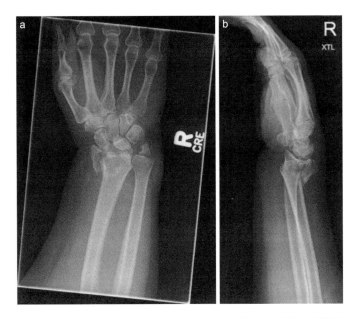

图 3.1 初始正、侧位 X 线片（a, b）提示右桡骨远端粉碎性骨折

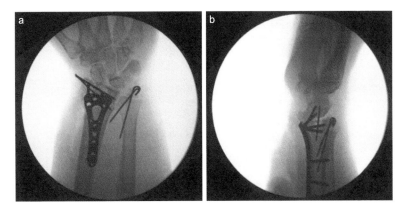

图 3.2 术中正（a）、侧（b）位 X 线片。采用掌侧锁定钢板固定，由于仅有 1 枚螺钉固定桡骨茎突骨折块，因此桡骨茎突克氏针加强固定。桡尺远侧关节不稳定时，克氏针固定尺骨茎突，进而稳定桡尺远侧关节。舟月间隙有所增宽，但通过与原始 X 线片对比，考虑慢性韧带损伤，不是急性撕裂

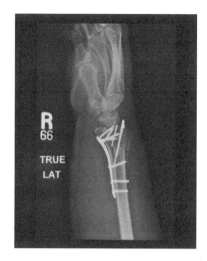

图 3.3　术后侧位 X 线片提示桡骨远端尺背侧骨折块复位丢失，螺钉穿出关节面

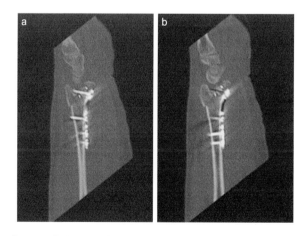

图 3.4　术后 CT 扫描显示关节面塌陷，掌侧钢板的远端螺钉穿出关节面，背侧皮质复位丢失

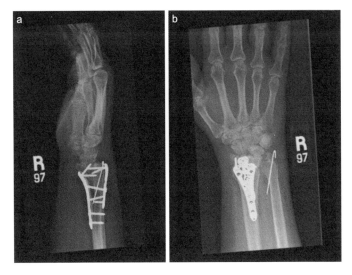

图 3.5 翻修术后侧位（a）和正位（b）X 线片，术中使用尺背侧支撑钢板，尺背侧关节面对位良好

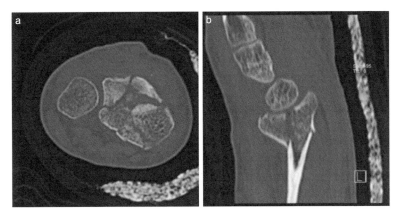

图 3.6 桡骨远端粉碎性骨折术前轴位（a）和矢状位（b）的 CT 扫描。请注意分离的尺背侧骨折块，它不仅累及月骨窝关节面，还累及乙状切迹关节面

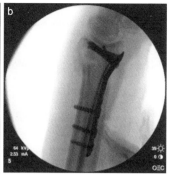

图 3.7　术后的正位（ a ）和侧位（ b ）片，第一次手术使用掌侧钢板固定

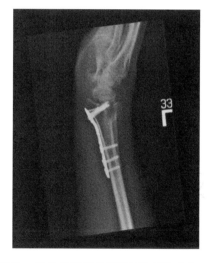

图 3.8　术后侧位 X 线片显示尺背侧骨折块复位丢失，月骨后侧脱位

概述

桡骨远端骨折时，背侧皮质或关节面骨折粉碎，常会出现复位丢失。随着掌侧锁定钢板的出现，多数通过掌侧入路就能得到

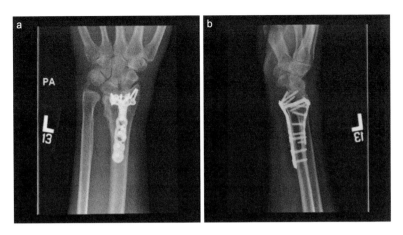

图 3.9　翻修术中重新复位尺背侧骨折块，使用尺背侧钢板固定，恢复腕骨与桡骨远端的解剖关系，正位（a）和侧位（b）X 线片显示骨折顺利愈合

可靠的固定。但有时需要辅助背侧钢板，以防止尺背侧骨折块的复位丢失和腕骨的半脱位。此外，在桡骨远端骨折严重粉碎时，固定时需要更多的关节面软骨下的支撑。单纯掌侧钢板往往难以满足。此时需要辅助背侧钢板固定。本章将描述这种组合式的固定技术。

手术指征

　　掌侧和尺背侧联合固定有两种主要指征。第一个指征是桡骨远端的尺背侧骨折块（包括月骨窝和乙状切迹）与关节面的其余部分分离，而且没有被掌侧钢板的远侧螺钉充分固定（如病例 2 所示）。第二个指征是关节面塌陷或粉碎，仅靠掌侧钢板的远端螺钉不能充分支撑（如病例 1 所示）。

　　遗憾的是，许多上述类型的骨折不易识别，甚至在手术中

也可能被忽略。因此术前必须保持较高的警惕性，并需要高质量
的侧位 X 线片，因为如果侧位 X 线片稍微倾斜，则易忽略这种
情况。即使发现了这种情况，尺背侧骨折块也似乎是被掌侧钢板
所稳定固定。术中应力检查也不能充分预测固定的稳定性。通常
情况下，复查术后 X 线片而发现问题，甚至需要翻修术。翻修
时需要医生保持高度警惕，进行充分的识别和治疗这种类型的骨
折，往往需要添加背侧钢板。

手术技术

掌侧钢板技术已在本文中得到了广泛的论述。不过，笔者发
现有几个细节会对这项技术有很大的帮助。

患者仰卧位，上臂安置止血带，使用全身麻醉和（或）局部
麻醉。

术中使用微型 C 臂透视，笔者发现将 C 臂机与地板平行放
置是有帮助的，这样可以使 C 臂的发射器和接收器保持无菌。
还可以将患肢放在接收器上，使放大率和辐射最小化。但存在克
氏针时需要避免污染，防止克氏针穿破 C 臂无菌套。

笔者通常使用 Henry 前方入路的远端部分[1]，显露桡动脉并
拉向桡侧，但需要用双极电凝结扎几个小的桡动脉穿支。然后打
开深层的桡动脉鞘，再用手指将桡侧腕屈肌（FCR）和腕管内容
物推向尺侧，偶尔也需要打开垂直筋膜才能充分显露旋前方肌
（PQ）。

在很多情况下，需要将肱桡肌（BR）止点切断，才能恢复
桡骨高度和桡骨倾斜角。为了安全地做到这一点，一般需要沿着
桡骨远端或骨折线远端的桡侧，在第一腕背间隙做一个小切口，

找到拇长展肌（APL）和拇短伸肌（EPB）并牵向桡侧，深层便是肱桡肌抵止点。在保护 APL 和 EPB 肌腱的情况下，从远端骨折块上锐性剥离肱桡肌抵止点，有利于桡骨远端骨折块的复位，而且对功能没有影响 [2, 3]。

将旋前方肌筋膜沿远端与桡侧呈"L"形打开，但需要保留一部分组织以便于在关闭伤口时进行修补。然后使用骨膜剥离器分离旋前方肌纤维，可直视骨折端和复位操作。相对于背侧骨折来说，掌侧骨折块比较完整，骨质较好，因此通过该入路进行临时固定，判断桡骨高度以及倾斜角度相对简单 [4]。克氏针（K-wires）常被用于复位后的临时固定，然后在远端桡骨放置掌侧钢板，并用克氏针固定。从远端向近端打入螺钉，恢复桡骨远端掌倾角；或从近端向远端打入螺钉，提供复位后的掌侧支撑。如果采用由近端至远端固定模式，则必须注意如何选择远端的固定，因为锁定螺钉对复位没有任何帮助，只能起到稳定当前位置的作用。

如果需要联合应用背侧钢板，那么关节面固定的顺序可能会发生改变。如果将背侧钢板作为掌侧固定的增强固定，则可最后放置。然而在大多数情况下，术中背侧钢板用于固定或者对关节面支撑固定，因此应在打入掌侧远端螺钉之前放置背侧钢板。此外，如果需要直视下解剖复位关节内骨折，也应在打入掌侧远端螺钉之前行背侧入路并放置背侧钢板固定。

放置背侧钢板时需要行以桡骨干纵轴为中心的背侧切口，由于背侧骨折块往往是粉碎的，Lister 结节经常无法触及，因此需要透视辅助来确定切口的位置。拇长伸肌腱（EPL）位于腕背第三间隙，需要将其分离出来。腕背第四间隙的肌腱［指总伸肌腱（EDC）和示指固有伸肌腱（EIP）］需要向尺侧牵拉。此时，医生必须决定是否有必要行关节切开术，如果需要在直视下复位关节面骨折或者需要同时处理关节内的病变（例如舟月分离），则可以直接行关节切开术。如果不需要直视关节，那么腕关节囊可以保持完整[5]。

术中使用克氏针固定尺背侧钢板，钢板的选择需要根据每个医生的经验；使用的材质应与掌侧钢板兼容，以防止发生流电腐蚀反应；钢板形状（直形、T 形或 L 形）的选择应该结合骨折的类型和钢板的功能。必须将钢板直接固定在骨质上，因为即使是现代的低切迹钢板，如果钢板位置欠佳，也可能会发生伸肌腱的刺激、磨损或断裂。

由于桡骨远端的背侧缘要比掌侧缘高，所以在正位 X 线片上，背侧钢板可能看上去位于关节内，因此在术中需要直接检查以及拍摄侧位 X 线片（标准侧位和桡倾侧位），以确保钢板放置的位置正确，远端螺钉位于软骨下骨内。当需要同时使用掌侧和背侧钢板的情况下，万向锁定有更大的优势，它可以避免多枚螺钉在有限的空间内不发生相互阻碍。如有必要，可根据医生的经验使用自体、异体或骨替代物经背侧骨折块进行植骨，达到支撑关节面的作用。

在术中影像检查满意后就可以常规关闭伤口，EPL 需要放置在伸肌支持带的上方，形成皮下隧道。如果可能的话，腕背第四间隙的肌腱下方应该使用软组织与钢板隔离。掌侧可以尝试修复旋前方肌，但在很多情况下是不可能的，并且即使修复了旋前方肌，对功能亦无大益处[6, 7]。然而，修复旋前方肌会将钢板和屈肌腱隔离，是值得一试的。

桡骨远端固定后，必须在旋前、旋后和中立位检查桡尺远侧关节的稳定性。如果不稳定，及时处理。即使在桡尺远侧关节稳定的情况下，笔者也建议在术后前 10 天内将前臂固定在旋后位。术后立即开始手指活动度的锻炼。10 天后将更换为可拆卸的短臂夹板，并增加前臂旋转的功能锻炼，但通常在术后 6 周才开始进行腕关节的主动活动锻炼。

（Michael Darowish 著　田　旭 译　庄澄宇 审校）

参考文献

1. Chapter 4: The forearm. In: Hoppenfeld S, deBoer P, editors. Surgical exposures in orthopaedics: the anatomic approach. 3rd ed. Philadelphia: Lippincott Williams & Wilkins; 2003.

2. Koh S, Andersen CR, Buford Jr WL, Patterson RM, Viegas SF. Anatomy of the distal brachioradialis and its potential relationship to distal radius fracture. J Hand Surg Am. 2006;31(1):2–8.

3. Irrell TF, Franko OI, Bhola S, Hentzen ER, Abrams RA, Lieber RL. Functional consequence of distal brachioradialis tendon release: a biomechanical study. J Hand Surg. 2013;38A:920–6.

4. Ring D, Prommersburger K, Jupiter JB. Volar plate fixation of complex fractures of the distal part of the radius: surgical technique. J Bone Joint Surg (Am). 2005;87-A:195–212.

5. Ilyas AM. Surgical approaches to the distal radius. Hand. 2011;6(1):8–17.

6. Hershman SH, Immerman I, Bechtel C, Lekic N, Paksima N, Egol KA. The effects of pronator quadratus repair on outcomes after volar plating of distal radius fractures. J Orthop Trauma. 2013;27(3):130–3.

7. Tosti R, Ilyas AM. Prospective evaluation of pronator quadratus repair following volar plate fixation of distal radius fractures. J Hand Surg Am. 2013;38(9):1678–84.

第4章
掌侧锁定钢板+桡骨茎突钢板

病例

患者男性，47 岁，右利手，建筑工人，从大约 4 m 高的脚手架上摔下，导致单纯的左腕外伤。除左桡骨远端闭合性粉碎骨折外（图 4.1a ~ c），同时伴急性腕管综合征和手的筋膜室综合征。他接受腕管松解术、手筋膜切开术以及桡骨远端骨折的切开复位内固定术（open reduction internal fixation, ORIF）。考虑到桡骨茎突骨折块较大而且粉碎，因此在使用掌侧锁定钢板的同时，还使用了桡骨茎突钢板进行固定（图 4.2a, b）。桡骨远端固定后，我们发现由于尺骨茎突基底骨折导致桡尺远侧关节失稳，所以采用张力带技术固定尺骨茎突骨折（图 4.2a, b）。术后早期进行手、腕和前臂的功能锻炼，患者对术后的功能满意，而且也能恢复从事重体力劳动（图 4.3a ~ d）。

背景

桡骨远端是常见的骨折部位之一[1]，好发于年轻男性和老年女性[1]。损伤类型多种多样，从简单的关节外骨折到复杂的关节内骨折。特殊类型的骨折可能很难处理的。AO 分型的 C2 型（关

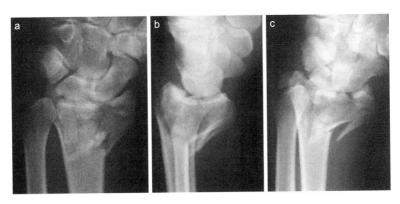

图4.1 伤后前后位（a）、侧位（b）和斜位（c）X线片显示桡骨远端关节内粉碎骨折，桡骨茎突骨折块较大

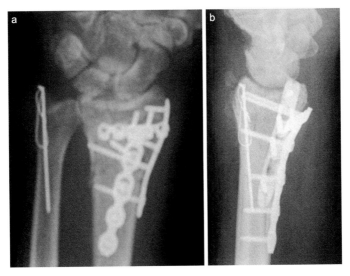

图4.2 术后影像显示使用掌侧锁定钢板和桡骨茎突钢板固定桡骨远端，尺侧茎突骨折采用张力带固定

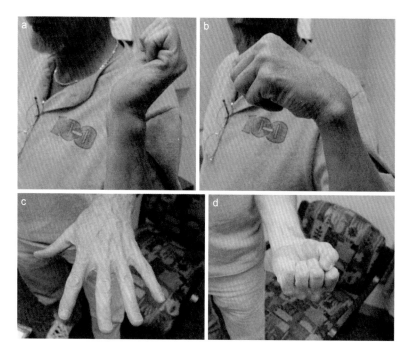

图 4.3　术后活动范围

节简单骨折，干骺端粉碎骨折）和 C3 型（关节内骨折，粉碎骨折）桡骨远端骨折可累及桡骨柱 / 桡骨茎突，这种骨折可能难以用标准的掌侧锁定钢板固定，因为初级或次级骨折线会与大多数掌侧钢板的远端螺钉平行。

　　Peine 等 [2]、Rikli 和 Regazzoni[3] 描述了尺桡骨远端的三柱理论，包括桡侧柱（桡骨茎突和舟骨窝）、中间柱（月骨窝和乙状切迹）以及尺侧柱 [尺骨远端和三角纤维软骨复合体（triangular fibrocartilage complex, TFCC）]。虽然与中间柱和尺侧柱相比，桡骨茎突只会传递整体负荷的一小部分，但它对腕关节的稳定性却是至关重要的 [4]。具体来说，它是防止腕关节尺偏和桡偏的骨性支撑结构，也是桡舟头韧带的起始点[4]。

在 20 世纪 90 年代后期有人提出了桡骨远端的特定骨块固定理念，提倡使用低切迹的特异性内植物，固定不同的桡骨远端骨折块[5, 6]。作为这种理念的一部分，大家越来越多地认识到桡侧柱的重要性，并专门设计了固定桡侧柱的内植物，如克氏针钢板系统和低切迹钉板系统[7]。Dodds 等[8] 在一项生物力学研究中检测桡骨远端特异性固定系统，该研究将生理负荷循环作用于尸体腕部。三维运动跟踪系统的测量结果显示，与单纯外固定支架固定相比，采用单独桡骨和尺骨远端的针板系统治疗 AO C2 型骨折的稳定性明显提高。根据桡骨远端的特定骨块固定理念，许多学者推荐使用桡骨远端中间柱和桡侧柱双钢板垂直固定模式[2, 9, 10]。Peine 等[2] 指出，在桡骨远端骨折尸体模型中，使用 2.0 mm 钢板进行桡侧柱和尺背侧双钢板的固定模式，与单纯使用背侧 T 背钢板或 π 钢板相比，强度明显增加（但应注意的是，这些固定均未采用锁定钢板技术）。许多临床疗效研究证实使用桡骨远端的特定骨块固定理念，对中间柱和桡侧柱进行双钢板垂直固定，取得了较好的结果[9, 10]。除了双钢板外，一些研究甚至还提出了单独使用桡侧钢板固定桡骨远端骨折[11]。一项前瞻性随机对照试验将单纯桡侧柱锁定钢板固定与掌侧锁定钢板固定进行比较，结果显示在术后前 3 个月中，掌侧钢板的疗效略好。两组在术后 6 个月时的临床结果相似，但在术后 1 年，桡侧钢板对维持桡骨高度和倾斜度有明显的优势[11]。

近期文献

最近，随着 Orbay[12] 的推广和掌侧钢板的应用[13]，采用掌侧入路治疗桡骨远端骨折已成为一种趋势。尽管掌侧钢板具有力学上的优势，但对于某些骨折类型来说，桡骨茎突的单独固定仍然很重要。Iba 等[14] 在 AO C3 型骨折尸体标本中进行研究，比较了在掌侧锁定钢板固定时有或无 2 枚茎突螺钉的区别。他们注意到，增加桡骨茎突螺钉后的最终强度会明显提高，突出了对桡骨茎突进行固定的重要性。更多的生物力学数据强调了桡骨茎突固定的重要性，特别是对于小的骨折块[15]。在桡骨远端 AO C3 骨折模型中，Stanbury 等[15] 注意到所有 8 例使用掌侧定向锁定钢板的标本均在固定失败时发生关节固定失败，与此形成对照的是，在使用掌侧万向锁定钢板的情况下，8 例患者均未出现关节固定失败。可以推论通过可变角度的锁定装置，能够在桡骨茎突骨折块中置入 3 枚锁定螺钉。然而，在骨折线偏近端的尸体模型中（有较大的桡骨茎突骨折块），8 例使用定向锁定钢板的模型中只有 1 例出现关节固定失败，8 例万向锁定钢板模型中没有一例失败。

　　尽管掌侧锁定钢板非常实用，但对于某些骨折仍然需要混合固定才能更加稳定。Grindel 等[16] 在尸体模型中比较了单纯采用掌侧锁定钢板固定和结合桡侧柱钉板系统联合固定的区别。他们发现联合固定组在屈伸和桡尺偏时，远端骨折块的位移明显较小，而且刚度和最大载荷也更大。Tang[17] 等在文献中描述了这种固定方式，当桡骨茎突骨折块的固定螺钉数量有限，或者关节内粉碎骨折合并较大的桡骨茎突骨折块时，推荐采用掌侧锁定钢板的同时联合使用桡骨茎突钢板系统。他们还建议使用改良的 Henry 入路，于桡动脉桡侧进入，以便显露桡侧柱。目前评价这种混合固定临床效果的研究极少。Jacobi 等[18] 回顾性分析 10 例桡骨远端关节内骨折合并桡骨茎突移位的患者，骨折采用掌侧锁定钢板和 2.5 mm 或 2.7 mm 桡侧柱支撑钢板固定。如果在术中桡骨茎突复位困难，则加用桡骨茎突钢板。术后随访 24 个月，平均视觉模拟疼痛评分（VAS）为 0.9，运动与健侧相比接近一致，X 线检查参数良好。然而，有一半的患者由于出现桡骨茎突狭窄性腱鞘炎的症状而需要摘除桡骨茎突钢板。Helmerhorst 和 Kloen[19] 还报道了 14 例掌侧和桡侧联合使用 2.4 mm 锁定加压钢板治疗桡骨远端关节内骨折伴桡侧柱骨折块的病例，术后 7 周时，除 1 例骨折外，其余骨折均出现 X 线愈合。没有发现第一背侧间室的刺激症状。经过平均 30 个月的随访，功能和影像学检查参数均优良。

方案制订

大多数桡骨远端骨折可以单纯使用掌侧锁定钢板治疗。如果合并桡骨茎突单独的骨折块，而且难以通过常规方式维持其稳定时，我们建议增加桡骨茎突钢板。这种桡骨茎突骨折块的骨折线通常与掌侧钢板的螺钉平行，另外，当茎突骨折块细小到只能放置 1 枚螺钉，或者茎突骨折过于粉碎，以及骨质量很差的情况下，添加桡骨茎突支撑钢板会形成坚强的垂直固定模式，有利于维持稳定。

临床技巧

1. 建议桡动脉入路，细致的术前计划有助于决定入路的选择。
2. 肱桡肌的骨膜下剥离可以使钢板免受第一背侧间室内容物的影响。

3. 可根据骨折类型将桡骨茎突钢板与标准掌侧钢板或掌尺侧钢板相结合。

4. 手术顺序

　(a) 桡动脉入路；

　(b) 临时或最终的桡骨远端固定（通常可以实现解剖复位）；

　(c) 桡骨茎突的克氏针固定；

　(d) 将钢板最远端孔穿过克氏针贴附于桡侧柱；

　(e) 钢板近端非锁定横向螺钉固定；

　(f) 去除克氏针并使用单皮质锁定螺钉固定桡骨茎突（需要使用透视以最大限度地打入长螺钉并尽量减少穿透关节面的风险）；

　(g) 再使用掌侧钢板固定桡骨茎突。

（ Jeffrey N. Lawton, Joshua Hudgens 著　田　旭 译　庄澄宇 审校 ）

参考文献

1. Court-Brown CM, Caesar B. Epidemiology of adult fractures: a review. Injury. 2006;37(8):691–7.

2. Peine R, Rikli DA, Hoffmann R, Duda G, Regazzoni P. Comparison of three different plating techniques for the dorsum of the distal radius: a biomechanical study. J Hand Surg Am. 2000;25(1):29–33.

3. Rikli DA, Regazzoni P. Fractures of the distal end of the radius treated by internal fixation and early function. A preliminary report of 20 cases. J Bone Joint Surg Br. 1996;78(4):588–92.

4. Rikli DA, Honigmann P, Babst R, Cristalli A, Morlock MM, Mittlmeier T. Intra-articular pressure measurement in the radioulnocarpal joint using a novel sensor: in vitro and in vivo results. J Hand Surg Am. 2007;32(1): 67–75.

5. Medoff RJ, Kopylov P. Immediate internal fixation and motion of comminuted distal radius fractures using a new fragment specific fixation system. Orthop Trans. 1998;22:165.

6. Medoff RJ, Kopylov P. Open reduction and immediate motion of intraar-

ticular distal radius fractures with a fragment specific fixation system. Arch Am Acad Orthop Surg. 1999;2:53–61.

7. Konrath GA, Bahler S. Open reduction and internal fixation of unstable distal radius fractures: results using the trimed fixation system. J Orthop Trauma. 2002;16(8):578–85.

8. Dodds SD, Cornelissen S, Jossan S, Wolfe SW. A biomechanical comparison of fragment-specific fixation and augmented external fixation for intra-articular distal radius fractures. J Hand Surg Am. 2002;27(6):953–64.

9. Chang HC, Poh SY, Seah SC, Chua DT, Cha BK, Low CO. Fragment-specific fracture fixation and double-column plating of unstable distal radial fractures using AO mini-fragment implants and Kirschner wires. Injury. 2007;38(11):1259–67.

10. Jakob M, Rikli DA, Regazzoni P. Fractures of the distal radius treated by internal fixation and early function. A prospective study of 73 consecutive patients. J Bone Joint Surg. 2000;82(3):340–4.

11. Wei DH, Raizman NM, Bottino CJ, Jobin CM, Strauch RJ, Rosenwasser MP. Unstable distal radial fractures treated with external fixation, a radial column plate, or a volar plate. A prospective randomized trial. J Bone Joint Surg Am. 2009;91(7):1568–77.

12. Orbay JL. The treatment of unstable distal radius fractures with volar fixation. Hand Surg. 2000;5(2):103–12.

13. Orbay JL, Fernandez DL. Volar fixed-angle plate fixation for unstable distal radius fractures in the elderly patient. J Hand Surg Am. 2004;29(1):96–102.

14. Iba K, Ozasa Y, Wada T, Kamiya T, Yamashita T, Aoki M. Efficacy of radial styloid targeting screws in volar plate fixation of intra-articular distal radial fractures: a biomechanical study in a cadaver fracture model. J Orthop Surg Res. 2010;5:90.

15. Stanbury SJ, Salo A, Elfar JC. Biomechanical analysis of a volar variable-angle locking plate: the effect of capturing a distal radial styloid fragment. J Hand Surg Am. 2012;37(12):2488–94.

16. Grindel SI, Wang M, Gerlach M, McGrady LM, Brown S. Biomechanical comparison of fixed-angle volar plate versus fixed-angle volar plate plus fragment-specific fixation in a cadaveric distal radius fracture model. J Hand Surg Am. 2007;32(2):194–9.

17. Tang P, Ding A, Uzumcugil A. Radial column and volar plating (RCVP) for distal radius fractures with a radial styloid component or severe comminution. Tech Hand Up Extrem Surg. 2010;14(3):143–9.

18. Jacobi M, Wahl P, Kohut G. Repositioning and stabilization of the radial styloid process in comminuted fractures of the distal radius using a single approach: the radio-volar double plating technique. J Orthop Surg Res. 2010;5:55.

19. Helmerhorst GT, Kloen P. Orthogonal plating of intra-articular distal radius fractures with an associated radial column fracture via a single volar approach. Injury. 2012;43(8):1307–12.

第5章
掌侧锁定钢板治疗桡骨远端关节内骨折

病例

患者女性，54岁，大学教授，右利手。在冰上摔伤右腕，疼痛、畸形。在急诊室检查发现右腕轻度肿胀，掌尺侧存在小而表浅的擦伤，长度约2 mm，未累及深部组织。正中神经、尺神经和桡神经分布区的轻触觉无异常。

X线片显示桡骨远端关节内骨折，背侧成角、移位（图5.1a～c）。她在急诊接受了闭合复位和夹板外固定，骨折的对线改善（图5.2）。

3天后复查时发现右桡骨远端骨折出现了轻微的复位丢失，

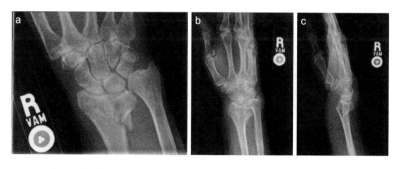

图5.1 （a～c）前后位、斜位及侧位X线片显示桡骨远端关节内骨折背侧成角，关节面存在台阶

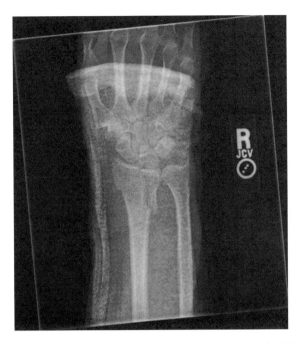

图 5.2 正位 X 线片显示石膏夹板覆盖桡骨远端骨折，桡骨高度部分恢复，关节面压缩得到改善

同时有掌尺侧骨折块的不稳定，因此建议手术治疗。患者同意接受次日的手术治疗。由于桡骨远端关节面存在冠状面和矢状面骨折线，我们计划采用掌侧入路钢板内固定，备用方案为背侧钢板、克氏针固定，必要时可对掌侧碎片进行缝合固定。

我们采用掌侧入路并通过桡侧腕屈肌（FCR）腱鞘进入（图5.3），使用 10 磅（约 4.5 kg）的指套牵引力复位。然后使用 Freer 剥离器复位骨折块，发现由于严重的撞击导致月骨窝关节面下方存在骨缺损，因此采用同种异体骨移植，然后贴附掌侧钢板，首先打入近端骨干螺钉以获得临时固定，然后利用透视细致地调整钢板的位置，使其不超过分水岭，再使用锁定和非锁定远

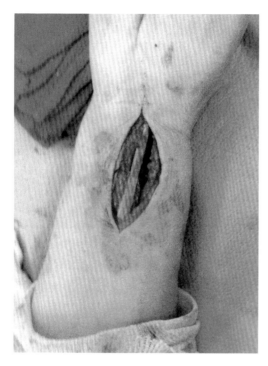

图 5.3　术中照片显示掌侧入路，通过桡侧腕屈肌（FCR）腱鞘进入

端螺钉进行远端固定。

　　术后石膏固定 10 天。检查伤口并拆线后更换为短臂石膏（图 5.4a ~ c），固定 3 周后更换为短臂支具，并开始轻柔的康复锻炼。

掌侧钢板治疗桡骨远端关节内骨折的文献回顾

　　掌侧钢板最初仅用于治疗掌侧 Barton's 骨折[1]，但随着 Orbay 描述的角稳定锁定钢板的引入，彻底变革了桡骨远端骨折的固定理念[2]。其他手术方法还包括经皮克氏针或外固定支架。

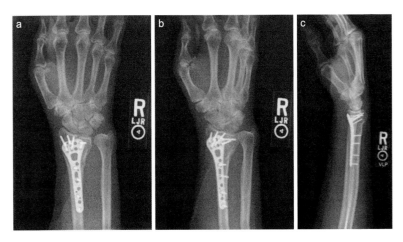

图 5.4 （a~c）术后前后位、斜位和侧位 X 线片显示使用掌侧钢板治疗桡骨远端关节内骨折，桡骨高度和掌倾角得到恢复

对比研究显示，掌侧锁定钢板治疗组的 DASH 评分以及运动评分在术后 6 周和 12 周时会显示出优势，但术后一年时结果基本相同 [3-5]。

　　然而，两项 meta 分析表明，尽管外固定组的握力更好，但掌侧钢板固定的治疗结果总体上略优于外固定和其他形式的固定 [6, 7]。

　　当使用掌侧钢板时，必须考虑可能出现的并发症。并发症包括掌侧钢板突出造成的屈肌腱断裂或刺激 [8]、背侧螺钉过长造成的伸肌腱断裂或刺激 [9] 以及关节内的螺钉穿入 [9]。因此必须提高钢板的放置技术，以避免发生这些并发症，特别注意不要将钢板放置太远或使用过长的螺钉。

治疗方法选择：原因和备选方案

作者选择掌侧钢板内固定有两个原因：一是掌侧切口可方便复位，如果需要的话，还可以在掌尺骨块下进行植骨；二是掌侧钢板可以通过锁定的方式将螺钉固定在多个骨折块中，以保证锁定结构的稳定性[10]。

其他固定方式还包括克氏针固定，这可能会影响掌尺侧塌陷骨折块的直视下复位和月骨窝中央区骨折块的复位（虽然经皮钢针固定可能也会有一定的效果）；外固定支架需要联合使用克氏针固定多个骨折块，限制腕关节活动直到支架被去除；背侧钢板无法复位掌侧骨折块。

由于此例患者的关节面存在台阶，背侧成角[11]，作者将其定义为不稳定和移位骨折，因此不建议选择非手术治疗。

临床技巧

· 安装指套牵引，10 磅牵引力复位（图 5.5）（通常可实现复位），这种方法简单易行，可以减少一名手术助手。
· 将 Freer 剥离器插入骨折端，一旦牵引，使用它进行复位。你可以在背侧触摸到骨折块和剥离器，这时就可以在背侧复位骨折块。
· 作者发现，首先复位背侧骨折块，然后再复位掌侧骨折块，这是非常有效的。这样可以使医生观察到骨缺损的情况，在放置钢板之前进行有效的植骨。
· 放置钢板的远近需要通过侧位 X 线片来确定，而不是正位。
· 当置入远端螺钉时，如果远端骨折块粉碎不严重，首先应当

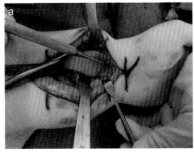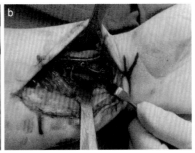

图 5.5　牵引技术协助和维持骨折复位。将一次性指套连接到无菌绳，无菌绳远端置于手术台边缘，连接重物进行牵引。作者通常使用 10 磅的重量，在远端骨折块下用一个毛巾卷支撑，防止其背伸

使用非锁定螺钉，将骨折块拉到钢板上，再使用锁定螺钉固定，最后还需要进行透视检查。

· 如果是从桡侧打开旋前方肌，那么术后就更容易缝合并覆盖钢板，特别是在远端。

（Jennifer Moriatis Wolf 著　田　旭译　庄澄宇 审校）

参考文献

1. Axelrod TS, McMurtry RY. Open reduction and internal fixation of comminuted, intraarticular fractures of the distal radius. J Hand Surg Am. 1990;15(1):1–11.
2. Orbay JL. The treatment of unstable distal radius fractures with volar fixation. Hand Surg. 2000;5(2):103–12.
3. Roh YH, Lee BK, Baek JR, Noh JH, Gong HS, Baek GH. A randomized comparison of volar plate and external fixation for intra-articular distal radius fractures. J Hand Surg Am. 2015;40(1):34–41.
4. Williksen JH, Frihagen F, Hellund JC, Kvernmo HD, Husby T. Volar locking plates versus external fixation and adjuvant pin fixation in unstable distal radius fractures: a randomized, controlled study. J Hand Surg Am. 2013;38(8):1469–76.

5. Wright TW, Horodyski M, Smith DW. Functional outcome of unstable distal radius fractures: ORIF with a volar fixed-angle tine plate versus external fixation. J Hand Surg Am. 2005;30(2):289–99.
6. Wei DH, Poolman RW, Bhandari M, Wolfe VM, Rosenwasser MP. External fixation versus internal fixation for unstable distal radius fractures: a systematic review and meta-analysis of comparative clinical trials. J Orthop Trauma. 2012;26(7):386–94.
7. Esposito J, Schemitsch EH, Saccone M, Sternheim A, Kuzyk PR. External fixation versus open reduction with plate fixation for distal radius fractures: a meta-analysis of randomised controlled trials. Injury. 2013;44(4):409–16.
8. Kitay A, Swanstrom M, Schreiber JJ, Carlson MG, Nguyen JT, Weiland AJ, Daluiski A. Volar plate position and flexor tendon rupture following distal radius fracture fixation. J Hand Surg Am. 2013;38(6):1091–6.
9. Tarallo L, Mugnai R, Zambianchi F, Adani R, Catani F. Volar plate fixation for the treatment of distal radius fractures: analysis of adverse events. J Orthop Trauma. 2013;27(12):740–5.
10. Orbay JL, Touhami A. Current concepts in volar fixed-angle fixation of unstable distal radius fractures. Clin Orthop Relat Res. 2006;445:58–67.
11. Leung F, Ozkan M, Chow SP. Conservative treatment of intra-articular fractures of the distal radius–factors affecting functional outcome. Hand Surg. 2000;5(2):145–53.

第6章
背侧钢板固定桡骨远端骨折

病例

患者女性，60岁，右利手，既往骨质疏松病史。给天花板刷漆时从4米高的梯子上坠落，右手伸直位受伤。查体示右腕畸形，肿胀明显，桡骨远端周围压痛，神经血管检查阴性。

右腕正、侧位片提示桡骨关节内远端骨折，背侧移位（图6.1和6.2）。局部血肿内阻滞麻醉下行右腕闭合手法复位夹板固定。复查X线片提示掌倾角丢失约12°（图6.3和6.4）。根据X线片上患者原始和复位后残留的移位情况、骨折累及关节面以及患者的活动水平等因素，我们决定行切开复位内固定改善力线。

由于桡骨远端骨折背侧粉碎，我们选择背侧入路，使用背侧钢板固定。经Lister结节做切口，切开皮下组织。至第三背侧间室，同时仔细暴露拇长伸肌腱。经第二和第四背侧间室自骨膜下剥离，复位骨折块。可见到桡骨茎突和粉碎的月骨窝关节面。使用Acumed（Hillsboro，OR）桡骨远端钢板置于桡背侧，近端用非锁定螺钉固定于桡骨干，远端锁定螺钉依次固定。术中C臂机透视确定骨折复位满意，冲洗伤口，将拇长伸肌腱置于皮下，逐层关闭伤口。前臂旋后位超肘关节石膏固定。

术后2周门诊复查时，患者恢复良好，改为支具固定。并

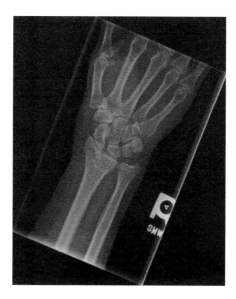

图 6.1　正位片提示桡骨长度的丢失，其实是背侧成角，在侧位片上更清楚

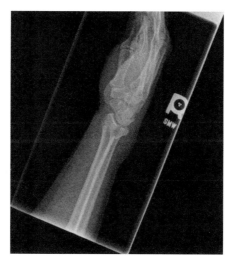

图 6.2　侧位片提示桡骨远端关节内粉碎骨折，背侧成角和压缩。掌侧骨折线相对简单

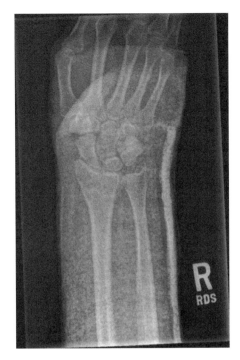

图 6.3 复位后正位像

指导患者行腕关节活动度锻炼。术后 X 线片如图 6.5 和 6.6 所示。术后 10 周门诊复查时，患者的腕关节功能已恢复正常（图 6.7）。

研究背景

在过去的 10 年中，桡骨远端骨折手术治疗的思路发生了转变，目前更倾向于钢板固定。2013 年瑞典的一项研究指出，使用钢板固定治疗桡骨远端骨折相比 6 年前增加 400%[1]。此外，钢板固定的方式也发生了变化。在 20 世纪 80 年代，背侧钢板多

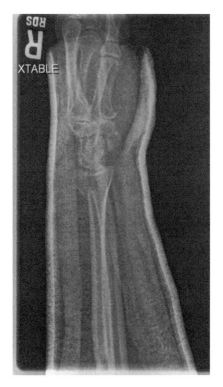

图 6.4　复位后侧位片提示桡骨远端骨折对线有改善，但是背侧关节面粉碎，月骨和相应关节面仍有向背侧移位趋势

用于背侧移位和背侧成角骨折。这种技术的提倡者认为背侧钢板有利于直接观察关节面且有生物力学优势，对于向背侧成角的骨折有支撑作用。然而，现在更常用掌侧入路治疗这种骨折，而很少使用背侧入路。

　　背面钢板的使用减少主要是由于伸肌腱并发症的高发生率，其中大部分是因为使用传统的 2.5 mm 厚钢板。使用掌侧钢板治疗的患者的并发症则相对少。因此，掌侧入路变得更加有利。尽

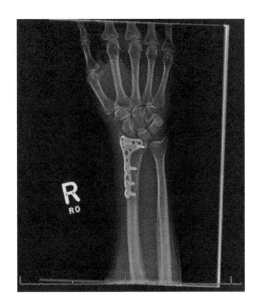

图 6.5　术后正位像

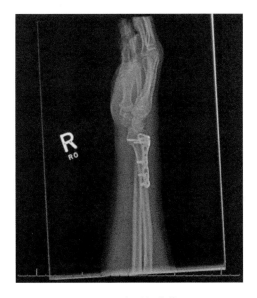

图 6.6　术后侧位像

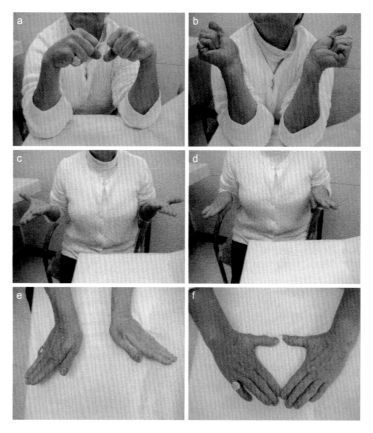

图 6.7　右侧桡骨远端背侧钢板固定后门诊随访照片

管有较新的报道指出，使用掌侧钢板同样存在伸肌腱并发症 [2]。随后设计出了新的背侧钢板，可以解决以往厚钢板引起的并发症。这些钢板有各种预成型尺寸，厚度为 1.2 ~ 1.5 mm，低切迹的设计和光滑的边缘，有助于减少伸肌腱刺激。此外，低切迹背侧钢板可以使用多向锁定螺钉进行固定。这种设计意在避免潜在的伸肌腱并发症，同时对于骨质量差的患者可提供最佳的固定。尽管对新一代背侧钢板进行了改进，但对于桡骨远端骨折，掌侧钢板仍然更受欢迎。

目前的文献证明了低切迹钢板与传统高切迹钢板相比，其并发症明显减少。这种差异大部分是由于钢板厚度减少了约 50%。Rozental 等比较了用传统钢板和低切迹钢板治疗的功能结果和并发症。近半数接受传统钢板治疗的患者存在并发症，需要手术取出内固定或伸肌腱重建，相反，使用低切迹钢板治疗的患者没有一例存在上述并发症 [3]。此外，他们还报道了使用低切迹钢板有着满意的远期疗效。Rein 等报道使用传统 2.5 mm 背侧钢板有 50% 并发症发生率 [4]。Kamath 等报道使用低切迹背侧钢板的一系列病例，平均随访 18 个月，93% 的患者具有良好的功能结果。另外，在他们的研究中 70% 的患者是严重的粉碎性关节内骨折，但没有一例表现出骨折移位或需要钢板取出 [5]。另一项研究中 51 例桡骨远端骨折采用低切迹背侧钢板治疗，在 2 年的随访中均无伸肌腱损伤、骨不连、感染及神经损伤等并发症 [6]。

相比掌侧钢板，使用低切迹背侧钢板也有利于治疗桡骨远端骨折。最近，一项包含 950 名患者的大型荟萃分析比较了低切迹背侧钢板和掌侧钢板治疗桡骨远端骨折的疗效，结果发现在并发症发生率、肌腱断裂风险、螺钉松动率及发生复杂区域疼痛综合征（complex regional pain syndrome, CRPS）的风险之间无明显差异。但是，作者发现掌侧钢板有显著的患有神经病变和腕管综合征的风险 [7]。Yu 等报道了类似的结果，低切迹背侧钢板和掌侧钢板之间在肌腱刺激或断裂率、肢体不适、感染或 CRPS 等方面没有显著差异。他们也发现使用掌侧钢板的患者神经病变的发生率显著更高，而且所有患有神经病变的患者都需要外科干预 [8]。最近的一些生物力学研究结果并不一致，一些作者认为背侧和掌侧钢板之间没有差异 [9]，而一些研究表明背侧钢板则更具有生物力学优势[10]。

优 势

背侧钢板的独特优势包括：外科医生可直视关节面辅助复位，尤其是压缩且极度粉碎的关节内骨折；可以充分显露和处理常见骨质疏松性骨的背侧粉碎性骨折；可评估和干预腕间韧带的损伤，并在特定骨折类型中获得更好的固定。

骨折解剖复位可以使患者获得极好的功能并防止创伤性关节炎的发生。通过掌侧入路有时很难做到这一点，尤其是对于那些关节内复杂压缩骨折合并骨质量差的患者。背侧入路可使桡骨远端关节面和背侧面得到最佳的显示，背侧面常因骨质疏松而粉碎。在背侧骨缺损的情况下，可用同种异体骨片或髂骨植骨来提供结构支持。此外，Wichlas 等发现，与掌侧钢板相比，背侧钢板能够更好地重建掌倾角和纠正尺骨变异[11]。

Lutsky 等认为通过背侧入路，可以在固定桡骨远端的同时，评估腕间韧带损伤的情况。这是背侧钢板的一个关键优势[12]。尤其是舟月骨间韧带（scapholunate interosseous ligament, SLIL）损伤，在桡骨远端骨折的治疗中这一损伤常常被忽视。我们可以通过关节镜检查或直接切开桡腕关节囊直接观察来评估 SLIL 的完整性。SLIL 损伤合并桡骨远端骨折的发生率在各篇文章中不同。Richards 等在一项研究中指出，22% 的关节内骨折存在 SLIL 损伤，而在关节外骨折发生率为 7%[13]。在另一项研究中，Mehta 等报道 85% 的桡骨远端关节内骨折患者经过关节镜检查发现有 SLIL 损伤[14]。Forward 等发现关节内骨折的患者在 1 年内发生舟月骨分离的风险增加 1 倍。此外，发生同侧尺骨变异增

加 >2 mm 时，三级 SLIL 损伤的患者的风险增加 3 倍 [15]。最近的数据也证实了急性手术治疗 SLIL 损伤的效果更好，失败率更低 [16]。早期识别和干预是重要的，因为 SLIL 损伤的自然历史被认为是一种渐进性的全腕关节功能障碍，最终以舟月骨进行性塌陷（scapholunate advanced collapse, SLAC）告终。然而，一些作者质疑这个结果的可预测性 [17]。

在最近的一篇评论文章中，Lutsky 强调了特殊骨折类型中背侧钢板是首选 [12]。当倒地时手腕处于背伸位，可导致背侧 Barton 骨折或背侧剪切型骨折，其特点是关节骨折碎片向背侧和近端移位，且常与腕骨分离。这些骨折往往不适于闭合复位，由于骨折碎片不稳定会导致移位。此外，die-punch 骨折是指月骨挤压撞击桡骨远端月骨窝关节面导致的骨折，这通常导致关节背侧移位，然而，与 Barton 骨折不同的是，腕骨是稳定的。这两种骨折类型通常都会导致向背侧移位的关节碎片，应予以背侧支撑。利用背侧入路治疗这些骨折可以显露骨折块和关节面，并且方便植骨以增加稳定性。

适应证

桡骨远端骨折的最佳治疗策略仍存在争议。骨折不稳定或骨折经闭合复位后无法维持，通常需要手术干预。根据美国骨科医师学会（AAOS）最近的建议，当桡骨远端短缩 >3 mm，背倾 >10°，关节面移位 >2 mm，需要进行手术治疗 [18]。有几种特殊类型的向背侧移位的骨折，背侧放置钢板较掌侧更有优势。一般原则是，骨质疏松患者或高能量损伤引起的极度粉碎的关节内骨折，有背侧骨质缺失或背侧移位，适用于低切迹背侧钢板。良好的关节显露有利于关节内压缩骨折的复位。背侧钢板可成功用于治疗多种桡骨远端骨折，包括 AO 分型 A 型（关节外骨折）、AO 分型 B 型（部分关节骨折）和所有 AO 分型 C 型（关节内骨折），其中包括关节内和干骺端粉碎骨折[19]。

禁忌证

一般来说，对于不适合手术或有组织感染的患者，不建议手术植入内固定。而一些研究表明，55 岁以上的患者接受非手术治疗效果较好，多数外科医生对功能要求高的患者考虑行切开复位内固定术[18]。此外，当主要的骨折碎片在掌侧，如在反 Barton 骨折或掌侧的剪切型骨折病例中，不建议应用背侧钢板。一些作者发现，在掌侧骨块大于背侧骨块时，背侧钢板的螺钉不能充分固定掌侧骨块，存在潜在的塌陷可能[19]。此外，在极度粉碎的骨折，一定要注意不要过度复位，以免造成桡骨远端和腕骨的掌侧移位。

临床技巧

- 复查应力状态的 X 线片比休息位可能会发现更多复杂骨折类型。
- 必须探查桡神经浅支。它通常可以在皮下组织深处找到，在桡骨茎突尖端近端 7 ~ 9 cm 处。其中一个分支往往位于向尺背侧横穿拇长伸肌腱处[12]。
- 对背侧间室进行仔细的骨膜下剥离，将骨膜当作钢板和伸肌腱之间的保护层。

- 肱桡肌松解有助于骨折复位，并最大程度地减少其对茎突骨块的牵拉力。

- 一些作者估计约占 2% 极度粉碎性骨折的病例中，拇长伸肌腱会被卡压在骨折块之间。必须尽早认识到这一点，因为如果手法牵引试图复位，只能将肌腱进一步拉入骨折块之间。这也体现出了另一个背侧入路的优势，即可以直视拇长伸肌腱，而掌侧入路无法看到[19]。

- 使用锁定钢板固定桡骨远端骨折时，螺钉无须透过双层皮质。用测量的前 - 后部皮质距离 75% 长度的螺钉，即可以达到足够的稳定[20]。

- 术中骨折固定可靠可以早期行关节活动度的功能锻炼。术后正规的康复治疗有助于改善功能。

（J. M. Kirsch，E. P. Tannenbaum，J. N. Lawton 著

张　博译　郁　凯审校）

参考文献

1. Wilcke MKT, Hammarberg H, Adolphson PY. Epidemiology and changed surgical treatment methods for fractures of the distal radius: a registry analysis of 42,583 patients in Stockholm County, Sweden, 2004–2010. Acta Orthop. 2013;84(3):292–6. doi:10.3109/17453674.2013.792035.

2. Arora R, Lutz M, Hennerbichler A, Krappinger D, Espen D, Gabl M. Complications following internal fixation of unstable distal radius fracture with a palmar locking-plate. J Orthop Trauma. 2007;21(5):316–22. doi:10.1097/BOT.0b013e318059b993.

3. Rozental TD, Beredjiklian PK, Bozentka DJ. Functional outcome and complications following two types of dorsal plating for unstable fractures of the distal part of the radius. J Bone Joint Surg. 2003;85-A(10):1956–60.

4. Rein S, Schikore H, Schneiders W, Amlang M, Zwipp H. Results of dorsal or volar plate fixation of AO type C3 distal radius fractures: a retrospective study. J Hand Surg Am. 2007;32(7):954–61. doi:10.1016/j.jhsa.2007.05.008.

5. Kamath AF, Zurakowski D, Day CS. Low-profile dorsal plating for dorsally angulated distal radius fractures: an outcomes study. J Hand Surg Am. 2006;31(7):1061–7. doi:10.1016/j.jhsa.2006.05.008.

6. Simic PM, Robison J, Gardner MJ, Gelberman RH, Weiland AJ, Boyer MI. Treatment of distal radius fractures with a low-profile dorsal plating system: an outcomes assessment. J Hand Surg Am. 2006;31(3):382–6. doi:10.1016/j.jhsa.2005.10.016.

7. Wei J, Yang T-B, Luo W, Qin J-B, Kong F-J. Complications following dorsal versus volar plate fixation of distal radius fracture: a meta-analysis. J Int Med Res. 2013;41(2):265–75. doi:10.1177/0300060513476438.

8. Yu YR, Makhni MC, Tabrizi S, Rozental TD, Mundanthanam G, Day CS. Complications of low-profile dorsal versus volar locking plates in the distal radius: a comparative study. J Hand Surg Am. 2011;36(7):1135–41. doi:10.1016/j.jhsa.2011.04.004.

9. McCall TA, Conrad B, Badman B, Wright T. Volar versus dorsal fixed-angle fixation of dorsally unstable extra-articular distal radius fractures: a biomechanic study. J Hand Surg Am. 2007;32(6):806–12. doi:10.1016/j.jhsa.2007.04.016.

10. Blythe M, Stoffel K, Jarrett P, Kuster M. Volar versus dorsal locking plates with and without radial styloid locking plates for the fixation of dorsally comminuted distal radius fractures: a biomechanical study in cadavers. J Hand Surg Am. 2006;31(10):1587–93. doi:10.1016/j.jhsa.2006.09.011.

11. Wichlas F, Haas NP, Disch A, Machó D, Tsitsilonis S. Complication rates and reduction potential of palmar versus dorsal locking plate osteosynthesis for the treatment of distal radius fractures. J Orthop Traumatol. 2014. doi:10.1007/s10195-014-0306-y.

12. Lutsky K, Boyer M, Goldfarb C. Dorsal locked plate fixation of distal radius fractures. J Hand Surg Am. 2013;38(7):1414–22. doi:10.1016/j.jhsa.2013.04.019.

13. Richards RS, Bennett JD, Roth JH, Milne K. Arthroscopic diagnosis of intra-articular soft tissue injuries associated with distal radial fractures. J Hand Surg Am. 1997;22(5):772–6. doi:10.1016/S0363-5023(97)80068-8.

14. Mehta JA, Bain GI, Heptinstall RJ. Anatomical reduction of intra-articular fractures of the distal radius. An arthroscopically-assisted approach. J Bone Joint Surg Br. 2000;82(1):79–86.

15. Forward DP, Lindau TR, Melsom DS. Intercarpal ligament injuries associated with fractures of the distal part of the radius. J Bone Joint Surg. 2007. doi:10.1016/S0021-9355(07)73206-X.

16. Rohman EM, Agel J, Putnam MD, Adams JE. Scapholunate interosseous ligament injuries: a retrospective review of treatment and outcomes in 82 wrists. J Hand Surg Am. 2014;39(10):2020–6. doi:10.1016/j.jhsa.2014.06.139.

17. Strauch RJ. Scapholunate advanced collapse and scaphoid nonunion advanced collapse arthritis—update on evaluation and treatment. J Hand

Surg Am. 2011;36(4):729–35. doi:10.1016/j.jhsa.2011.01.018.

18. Lichtman DM, Bindra RR, Boyer MI, et al. Treatment of distal radius fractures. J Am Acad Orthop Surg. 2010;18(3):180–9.

19. Carneiro RS, Radi-Peters C, Goncalves R. Dorsal plate fixation. In: Slutsky D, Osterman L, editors. Fractures and injuries of the distal radius and carpus. Philadelphia, Saunders; 2009. p. 117–123.

20. Wall LB, Brodt MD, Silva MJ, Boyer MI, Calfee RP. The effects of screw length on stability of simulated osteoporotic distal radius fractures fixed with volar locking plates. J Hand Surg Am. 2012;37(3):446–53. doi:10.1016/j.jhsa.2011.12.013.

第7章

桡骨远端骨折特定骨块固定技术

病例

　　患者女性，22岁，右利手。滑旱冰时摔倒左手伸腕撑地，当即左腕疼痛、活动受限并去急诊就诊。摄左腕正、侧和斜位片（图7.1），可见桡骨远端关节内粉碎性骨折，累及桡侧柱、后壁及尺背角，还伴有尺骨茎突撕脱骨折。既往体健，否认既往腕部外伤史。手腕夹板固定后，到诊所进一步行伤情评估。

　　与患者讨论了非手术和手术治疗的风险和益处。鉴于骨折类型，我们建议使用特定骨块固定技术手术治疗，并告知骨折愈合后需要第二次手术取出背侧钢板。考虑到严重的关节内骨折移位，以及患者希望恢复到伤前的活动水平，患者最终接受切开复位内固定术。

　　患者在伤后4天手术。鉴于骨折的特点，我们选择利用两个切口实现特定骨块固定技术。经桡动脉做切口以显露桡骨远端桡侧部分，注意皮下分离时保护桡神经浅支。骨膜下切开肱桡肌，显露第一伸肌间室并将拇长展肌和拇短伸肌向桡侧牵开（图7.2）。从桡骨茎突松解肱桡肌，减少对桡骨茎突的牵拉，使骨块有足够的移动度（图7.3a）。然后将骨碎片复位并使用单根克氏针固定（图7.3b）。将特定骨块钢板用非锁定螺钉固定在桡骨干。

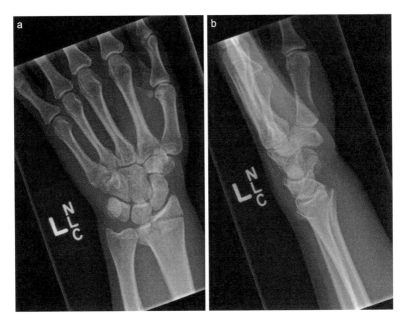

图 7.1 正、侧位片提示左腕桡骨远端关节内粉碎性骨折，累及桡骨茎突及尺背侧骨块

这里有个小技巧，先将一枚克氏针穿过桡骨茎突钢板的螺钉孔做临时固定，随后再将克氏针更换成锁定的单皮质螺钉。需要在腕关节屈曲和背伸位两个位置行 X 线透视，因为中间柱尺背侧骨折块缺乏坚强固定，月骨常伴随尺背侧骨折块一起向背侧半脱位或移位（图 7.4）（另参见第 3 章）。

　　然后我们将注意力转向腕关节尺背侧，在背侧第三间室做纵向切口（图 7.5）。然后将拇长伸肌腱拉向桡侧，切开第三间室的底侧，经骨膜下剥离至第四间室的底部。复位中间柱尺背侧骨折块，放置 L 形特定骨块不锈钢钢板。在骨干上拧入非锁定螺钉，钢板塑形后以弹性固定方式固定尺背侧骨折块（图 7.6）。然后注

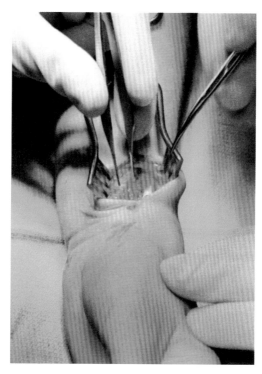

图 7.2　骨膜下切开肱桡肌，显露背侧第一伸肌间室并将拇长展肌和拇短伸肌向桡侧牵开

　　意力又回到桡骨茎突骨折块上。通过复位钳和一枚关节周围锁定螺钉实现骨折的最终复位和加压固定（图 7.7）。然后重新评估关节面以确认解剖复位，并活动腕关节至保证桡尺远侧关节稳定，拍摄 X 线片（图 7.8）。松止血带后止血，逐层缝合皮下及皮肤，旋后位石膏固定。

　　患者术后 2 周复查，她的石膏和缝线都已拆除，并开始在医生指导下进行手指、腕、前臂的屈伸功能锻炼。并于术后 6 周、10 周、6 个月复查（图 7.9 和 7.10），患者的腕关节掌屈、背伸、

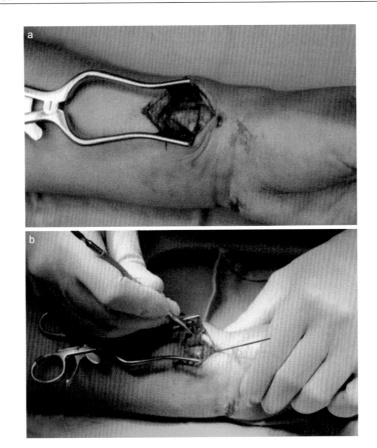

图7.3 （a）从桡骨茎突骨膜下松解肱桡肌，减少其牵拉移位力，使骨块有足够的移动度，然后将骨块复位并使用单根克氏针固定（b）

旋后、旋前功能与对侧相同。术后9个月，她做了内固定取出手术。

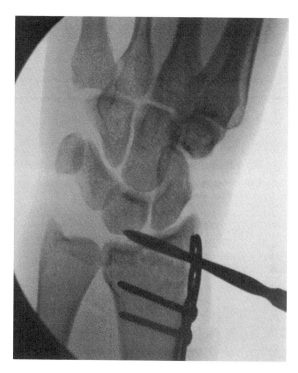

图 7.4　在透视下腕关节屈曲背伸，月骨背侧半脱位 / 脱位继发于尺背侧骨折块不稳定

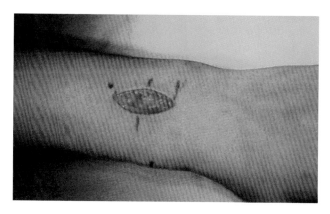

图 7.5　在腕背侧第三间室做纵向切口

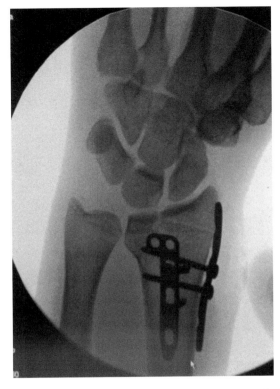

图 7.6　背侧放置 L 形特定骨块不锈钢钢板，以弹性固定方式复位固定尺背侧骨折块

背景信息

　　桡骨远端是上肢最常见的骨折部位，50％涉及关节面 [1, 2]。长期以来，人们已知道这些损伤如果不及时治疗会引起严重的疼痛和残疾 [3-7]。事实上，已经表明 1~2 mm 的关节畸形可以导致 90％的患者在平均随访 6.7 年后发生创伤后桡腕关节炎，以及在平均随访 38 个月时出现疼痛和僵硬 [8, 9]。因此，已经有很多固定方法来治疗桡骨远端骨折并尽量减少桡腕和桡尺关节的

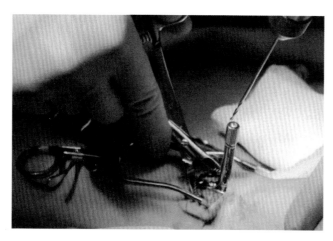

图 7.7　使用龙虾爪夹复位和加压桡骨茎突骨折块，关节周围锁定钉固定

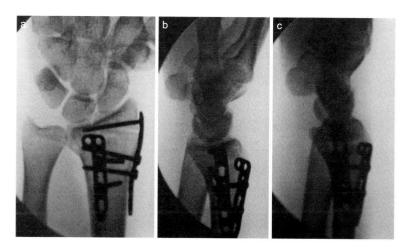

图 7.8　最终正位（a）、侧位（b）、斜位（c）片证实骨折解剖复位

关节面的台阶。掌侧和背侧钢板系统旨在单个钢板固定大多数骨折块，实现刚性固定。背侧钢板的使用减少，是因为会发生原发性肌腱刺激、肌腱断裂和骨折复位丢失等并发症[10, 11]。然

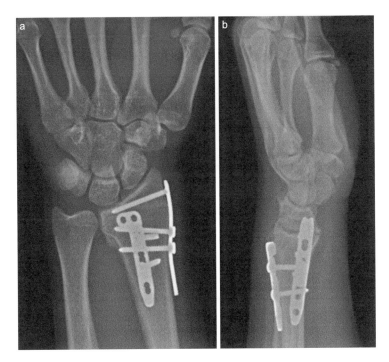

图 7.9　术后 6 周随访正位（a）及侧位片（b），提示无骨折复位丢失，直接愈合，仅有少量骨痂

而，研究表明低切迹背侧解剖钢板可能与之前所述的伸肌腱损伤发生率高无关[12, 13]。掌侧钢板的出现使外科医生可以实现绝大多数骨折的解剖复位，同时避免了许多背侧钢板引起的并发症[10, 11, 14-16]。虽然这种方法可处理大多数简单的骨折类型，但特定骨块固定技术可解决以前难以用单块钢板固定的复杂的桡骨远端骨折[17, 18]。特定骨块固定技术是由用小钢板、钢针、缝线独立处理各个骨折块，达到解剖复位，以提供足够的生物稳定性。并且另一个优点是植入物 / 剥离更小，这可能对软组织侵袭小，使早期康复成为可能[19]。

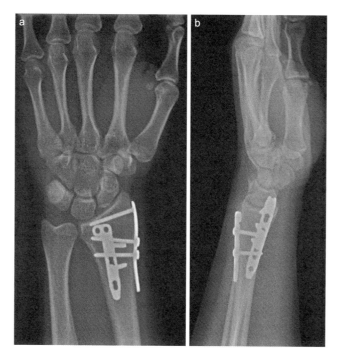

图 7.10　术后 6 个月随访正位（a）及侧位片（b），提示骨折解剖复位

手术技术

如前几章所述，已经有多种分型来描述桡骨远端骨折[4, 20-22]。关节内的特定骨块分型是由 Leslie 和 Medoff 在 2000 年提出的。他们描述了 5 种主要骨折块（图 7.11）[23]，包括桡骨茎突、背侧壁、尺背角、掌侧边缘和压缩的关节面骨块。特定骨块固定的基础取决于医生识别出每个主要骨折块的能力，并单独固定它们以创建一个稳定的解剖复位。

通常使用 2~3 个切口来获得足够清晰的视野显露关节面。

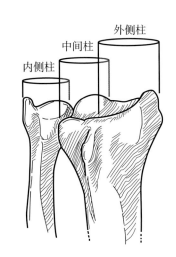

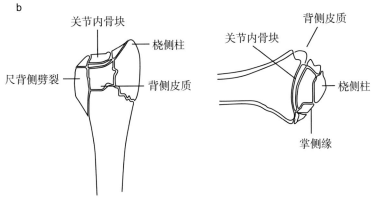

图 7.11 （a）腕关节面三柱理论和（b）特定骨块的分型

掌侧 Henry 入路可用于解决掌侧缘、桡侧柱和压缩的关节碎片。这种入路是在桡动脉的尺骨缘和桡侧腕屈肌（FCR）的桡侧缘之间进入。然后是 FCR 向尺侧牵拉，通过 FCR 腱鞘后侧切开。然后拇长屈肌（FPL）向尺侧牵拉，切开旋前方肌（PQ）翻向尺侧显露桡骨掌侧面。当无需显露舟骨／月骨关节面时，如上所述更偏桡侧的切口可用于来解决没有掌侧粉碎骨折块的桡骨茎突骨折。就如我们的病例中描述的，背侧切口可以有效固定累及背侧壁、尺背角和压缩的关节面骨折块。通常，首先解决背侧粉碎骨块，然后从尺骨到桡骨方向临时固定[24]。牵引恢复长度，韧带的牵拉有助于骨折复位，可以切开关节囊移除关节内影响复位的软组织或骨折碎片。通过小的低位低切迹钢板结合克氏针固定就可以实现解剖复位和直角固定。

结果

近年来，越来越多关于特定骨块固定技术的生物力学和临床研究报道。2002 年 Dodds 等表明特定骨块固定与外固定支架相比，在骨折粉碎时提供了更大的稳定性[25]。Harness 等报道，通过特定骨块固定技术复位固定较小的骨折块，特别是位于月骨窝的掌侧骨折块，可以轻松实现复杂关节内骨折的稳定性[26]。凭借这种生物力学的优势，患者能够尽早开始积极的康复并取得良好的临床效果[27]。Taylor 等发现与掌侧解剖钢板相比，特定骨块固定 C2 型骨折，在载荷失效周期方面无明显差异。但是，对于尺侧骨块的固定却具有更好的刚度特征[28]。类似的，Cooper 等在 2007 年发现，在伴有背侧骨折块粉碎的桡骨远端关节外骨折中，将掌侧锁定钢板与特定骨块固定相比，刚度方面无明显差异。但特定骨块固定能显著降低截骨后水平和成角移位程度[29]。他们的发现表明，在术后康复期间负重时，特定骨块固定比掌侧锁定钢板可提供更大的稳定性。

2006 年，Benson 等报道了用特定骨块固定技术治疗 85 例关节内桡骨远端骨折患者的临床结果（AO 分型：31 C1，27 C2 和

18 C3），平均随访 32 个月 [30]。在关节活动度、握力、X 线对位对线和满意度得分方面有良好的效果。同样，Gavaskar 等报道了一项随访超过 24 个月的 105 名患者的前瞻性试验（AO 分型：41 C1、31 C2 和 33 C3）[31]。他们发现接受特定骨块固定治疗后，平均在 58 天时 96% 的患者回到了他们的原来职业，在 DASH 和 PRWE 临床结果评分方面有显著改善。Konrath 等报道了 27 例用特定骨块固定治疗的患者随访 2 年，获得患者高满意度分数，以及出色的临床和影像学结果，只有 1 名患者出现骨折复位丢失，需要再次手术 [18]。

并发症

复杂的桡骨远端关节内骨折常伴有明显的软组织损伤，可导致明显肿胀。在大多数情况下，两个切口就能实现复位及特定骨块的固定，因此手术时机和软组织管理非常重要。桡骨远端关节内骨折常并发神经和肌腱损伤，在最终骨性固定之前，应该对这些情况进行彻底的评估 [32]。克氏针正确和牢固的放置能减少内植物松动的风险，克氏针松动可能会引起痉挛、疼痛和软组织刺激。必须确保克氏针长度足够穿过骨皮质以尽量减少术后松动。特定骨块固定技术可能引起肌腱刺激或断裂，然而，低切迹钢板、螺钉和钢针显著降低了这种风险 [12, 13]。Benson 等报道称特定骨块固定术后，有 5/85（5.8%）的患者出现桡骨茎突或背侧区域的疼痛，需要取出内固定，并且症状在内固定取出后缓解 [30]。当采用桡侧和背侧钢板固定时，如果患者术后出现上述症状，我们倾向于将内植物移除。

伴有骨质疏松的桡骨远端骨折患者中，骨折复位丢失是一种潜在的并发症。特定骨块固定技术能提供良好的生物力学稳定性，但由于其本身不能防止塌陷，因此常常需要植骨[17]。Gavaskar 等使用特定骨块固定时发现 5/105 名患者复位丢失，其中 4 名患者由于背侧粉碎骨块未处理，1 名患者伴有桡腕关节掌侧半脱位[31]。

总结

桡骨远端骨折是较为常见的损伤，随着越来越多的老年人对运动要求的提高，对恢复到伤前活动水平的期望也越高，因此越来越多的桡骨远端骨折患者接受手术治疗。最近的研究中，绝大多数桡骨远端骨折是用掌侧钢板治疗的，但因为桡骨远端骨折类型的特异性，没有一种技术或内植物可以成为治疗所有骨折的灵丹妙药。对于复杂关节内骨折，特定骨块固定技术可以实现解剖复位。在众多治疗方法中，它可能也是艰难的选择。但在面对复杂的情况时，它为外科医生的武器库提供了一个无价的补充。因此，这项技术，而不是一个特定的植入物，必须保存在外科医生的工具箱中，并用来解决腕部骨折问题。

（Ryan A. Mlynarek, Jeffrey N. Lawton 著

张 博 译 郁 凯 审校）

参考文献

1. Cohen MS, Frillman T. Distal radius fractures: a prospective randomized comparison of fibreglass tape with QuickCast. Injury. 1997;28(4):305–9.
2. McKay SD, et al. Assessment of complications of distal radius fractures and development of a complication checklist. J Hand Surg Am.

2001;26(5):916–22.

3. Colles A. On the fracture of the carpal extremity of the radius. Edinb Med Surg J. 1814;10:181. Clin Orthop Relat Res. 2006;445:5–7.

4. Frykman G. Fracture of the distal radius including sequelae–shoulder–hand-finger syndrome, disturbance in the distal radio-ulnar joint and impairment of nerve function. A clinical and experimental study. Acta Orthop Scand. 1967;Suppl 108:3+.

5. Gartland Jr JJ, Werley CW. Evaluation of healed Colles' fractures. J Bone Joint Surg Am. 1951;33-A(4):895–907.

6. Chung KC, Spilson SV. The frequency and epidemiology of hand and forearm fractures in the United States. J Hand Surg Am. 2001;26(5):908–15.

7. Kopylov P, et al. Fractures of the distal end of the radius in young adults: a 30-year follow-up. J Hand Surg Br. 1993;18(1):45–9.

8. Knirk JL, Jupiter JB. Intra-articular fractures of the distal end of the radius in young adults. J Bone Joint Surg Am. 1986;68(5):647–59.

9. Trumble TE, Schmitt SR, Vedder NB. Factors affecting functional outcome of displaced intra-articular distal radius fractures. J Hand Surg Am. 1994;19(2):325–40.

10. Ring D, et al. Prospective multicenter trial of a plate for dorsal fixation of distal radius fractures. J Hand Surg Am. 1997;22(5):777–84.

11. Ruch DS, Papadonikolakis A. Volar versus dorsal plating in the management of intra-articular distal radius fractures. J Hand Surg Am. 2006;31(1):9–16.

12. Simic PM, et al. Treatment of distal radius fractures with a low-profile dorsal plating system: an outcomes assessment. J Hand Surg Am. 2006;31(3):382–6.

13. Kamath AF, Zurakowski D, Day CS. Low-profile dorsal plating for dorsally angulated distal radius fractures: an outcomes study. J Hand Surg Am. 2006;31(7):1061–7.

14. Wright TW, Horodyski M, Smith DW. Functional outcome of unstable distal radius fractures: ORIF with a volar fixed-angle tine plate versus external fixation. J Hand Surg Am. 2005;30(2):289–99.

15. Freeland AE, Luber KT. Biomechanics and biology of plate fixation of distal radius fractures. Hand Clin. 2005;21(3):329–39.

16. Lucas GL, Fejfar ST. Complications in internal fixation of the distal radius. J Hand Surg Am. 1998;23(6):1117.

17. Schumer ED, Leslie BM. Fragment-specific fixation of distal radius fractures using the Trimed device. Tech Hand Up Extrem Surg. 2005;9(2):74–83.

18. Konrath GA, Bahler S. Open reduction and internal fixation of unstable distal radius fractures: results using the trimed fixation system. J Orthop Trauma. 2002;16(8):578–85.

19. Benson LS, Medoff RJ. Fragment-specific fixation of distal radius frac-

tures. In: Slutsky D.J, Osterman AL editors. Fractures and injuries of the distal radius and carpus. Philadelphia: W.B. Saunders; 2009.

20. Melone Jr CP. Articular fractures of the distal radius. Orthop Clin North Am. 1984;15(2):217–36.
21. Andersen DJ, et al. Classification of distal radius fractures: an analysis of interobserver reliability and intraobserver reproducibility. J Hand Surg Am. 1996;21(4):574–82.
22. Rikli DA, Regazzoni P. Fractures of the distal end of the radius treated by internal fixation and early function. A preliminary report of 20 cases. J Bone Joint Surg Br. 1996;78(4):588–92.
23. Leslie BMMRJ. Fracture specific fixation of distal radius fractures. Tech Orthop. 2000;15:336–52.
24. Bae DS, Koris MJ. Fragment-specific internal fixation of distal radius fractures. Hand Clin. 2005;21(3):355–62.
25. Dodds SD, et al. A biomechanical comparison of fragment-specific fixation and augmented external fixation for intra-articular distal radius fractures. J Hand Surg Am. 2002;27(6):953–64.
26. Harness NG, et al. Loss of fixation of the volar lunate facet fragment in fractures of the distal part of the radius. J Bone Joint Surg Am. 2004;86-A(9):1900–8.
27. Swigart CR, Wolfe SW. Limited incision open techniques for distal radius fracture management. Orthop Clin North Am. 2001;32(2):317–27. ix.
28. Taylor KF, Parks BG, Segalman KA. Biomechanical stability of a fixed-angle volar plate versus fragment-specific fixation system: cyclic testing in a C2-type distal radius cadaver fracture model. J Hand Surg Am. 2006;31(3):373–81.
29. Cooper EO, et al. Biomechanical stability of a volar locking-screw plate versus fragment-specific fixation in a distal radius fracture model. Am J Orthop (Belle Mead NJ). 2007;36(4):E46–9.
30. Benson LS, et al. The outcome of intra-articular distal radius fractures treated with fragment-specific fixation. J Hand Surg Am. 2006;31(8):1333–9.
31. Gavaskar AS, Muthukumar S, Chowdary N. Fragment-specific fixation for complex intra-articular fractures of the distal radius: results of a prospective single-centre trial. J Hand Surg Eur Vol. 2012;37(8):765–71.
32. Meyer C, et al. Complications of distal radial and scaphoid fracture treatment. Instr Course Lect. 2014;63:113–22.

第8章
掌尺侧固定

病例

患者女性，43 岁，右利手，摔伤致右腕肿痛、畸形 2 天。患者最初在外院予短臂夹板固定，没有神经血管损伤。X 线片（图 8.1a, b）显示桡骨远端骨折，其中桡骨茎突轻微移位，月骨窝掌侧骨块移位明显。轴位（图 8.1c）和矢状位（图 8.1d）计算机断层扫描（CT）显示月骨窝掌侧骨块尺侧移位显著。

考虑到桡骨远端月骨面的移位明显，我们建议手术复位固定骨折。根据骨折位置，使用腕管入路的延长切口，沿掌长肌腱尺侧切开，切断腕横韧带（图 8.1e）。将指浅屈肌腱、指深屈肌腱及正中神经向桡侧牵拉，尺侧腕屈肌腱与尺神经血管向尺侧牵拉，显露移位的月骨窝掌侧骨块（图 8.1e）。骨折解剖复位后，用 2.7 mm T 形钢板作为支撑钢板固定（图 8.1f, g）。

患者短臂夹板固定 2 周，短臂石膏固定 4 周，定期门诊复查并拍摄 X 线片。术后康复顺利。术后 6 个月最后一次复查时无疼痛，并且恢复了正常活动。腕关节和前臂活动度正常，握力良好。X 线片显示骨折愈合和桡尺远侧关节对应关系恢复。

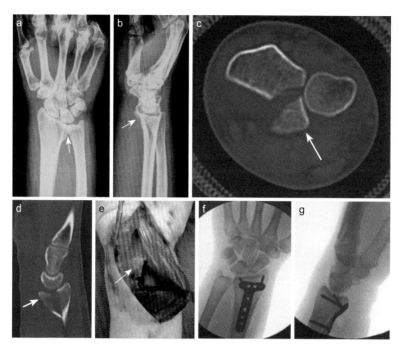

图 8.1　女性，43 岁，摔伤致桡骨远端骨折，正位（a）、侧位（b）X 线片和轴位（图 8.1c）、矢状位（图 8.1d）CT 片提示有桡骨远端骨折轻微移位，桡骨茎突骨折粉碎，位于掌尺侧的月骨窝骨块（白色箭头）。手术入路经腕管延长切口（e），解剖复位并使用 2.7 mm T 形支撑钢板固定（f, g）

讨论

对于任何桡骨远端骨折，评估其月骨关节面掌侧骨块非常重要，有以下三个原因。首先，它构成了腕关节的中间柱，是桡骨远端关节面最重要的承重部分，因此需要尽量解剖复位[1]。其次，它与尺骨切迹相邻，形成桡尺远侧关节（distal radioulnar joint, DRUJ），对正常手腕和前臂旋转功能很重要。最后也是最重要的，它是桡腕短韧带的附着点，在维持腕关节稳定性方面起着至关重要的作用 [2-6]。

虽然掌侧锁定钢板可以非常有效地处理各种复杂的骨折类型，并且并发症发生率较低，但内固定失败仍然是个问题 [7, 8]。特别是许多研究已经证实，在处理月骨窝掌侧骨块时，由于骨折粉碎，骨块尺寸小，即使对于经验丰富的医生也是很大的挑战 [5, 6, 9]。Beck 等发现，对于月骨周围骨折碎片小于 15 mm，或关节面塌陷移位大于 5 mm 者，即使掌侧锁定钢板放置正确，也可能会导致固定失效 [10]。术前必须严格评估，充分考虑月骨窝掌侧骨块的尺寸，以确保选择的钢板能够提供适当的固定。

月骨窝掌侧骨块的复位不良会导致前臂旋转障碍和桡尺远侧关节病变。如果内固定失效并没有及时发现，可能会导致桡腕关节脱位等严重的并发症 [5, 6, 9, 10]。为了解决这些潜在的问题，已经开展许多技术，从经皮、切开复位到关节镜下辅助复位，并利用各种内植物包括无头螺钉、外固定结合内固定、用于支撑和固定月骨窝骨折块的掌侧锁定钢板，使用微型钢板进行特定骨块固定以及钩钢板、8 字张力带、缝线固定等方法 [2, 3, 6, 11-21]。

我们的方法

除了桡骨远端骨折的正常检查外，根据损伤的特殊特征，还需要特别注意病史和物理检查。移位的桡骨掌尺侧骨块往往是由于高能量创伤导致，问诊时应排除正中神经损伤症状。正中神经挫伤很常见，因为正中神经位于月骨掌侧关节面的上方。而急性腕管综合征也可因骨折血肿或者移位的月骨关节面骨块直接压迫而发生[22]。正中神经挫伤发生在撞击的瞬间，症状较稳定。急性腕管综合征随着时间的推移症状加重，应该紧急手术松解。骨折固定通常同时进行，以提供早期稳定。应仔细研究平片，在侧位片上可见代表掌侧月骨小关节的"泪滴"向前凸起，以确保其在外观和力线上正常。对线不良，即使没有多少移位，提示远端骨折块以桡尺骨短韧带为蒂出现明显旋转。恢复"泪滴"的形态可以保证骨折块的复位和固定质量，以及桡腕关节及尺桡关节的稳定[23, 24]。正位片上月骨关节面背缘略远于掌侧关节缘，以便恢复正常的掌倾角[24, 25]。月骨窝关节面掌侧骨块是由附着于桡骨远端的桡月长短韧带之间的能量传递造成的，同时也应该评估处于能量传递之间的舟月间隙损伤情况。复位后的 X 线或牵引位 X 线检查通常能更好地显示出被遮挡的月骨窝关节面掌侧关节面。虽然我们不常规行相关影像学检查，但在遇到这种骨折时 CT 十分有用，可以了解月骨窝关节面掌侧骨块的大小和方向，为术前计划提供参考。

　　在桡骨远端骨折，当我们遇到月骨窝掌侧骨块移位明显，或粉碎骨折块细小或者粉碎，这是掌侧锁定钢板骨折复位丢失的危险因素。此时我们应考虑使用单独的内植物固定。精确复位和可靠地固定骨折是恢复桡腕和桡尺远侧关节稳定的关键[5, 6, 9, 10, 15, 26]。我们根据不同骨折类型并制订不同计划，包括经钢板螺钉固定掌侧月骨面骨折块，或利用特定骨块固定技术结合桡骨茎突钢板、背侧钢板、桥接板和（或）外固定架固定。

　　如果需要进一步显露月骨窝掌侧骨块，我们经常在掌长肌腱尺侧延长切口至腕管，同时将腕管远端松解作为手术的一部分。因为发生急性腕管综合征的风险很高[22]，在这些病例中，我们在腕管延长切口基础上联合桡侧切口处理桡骨茎突骨折，如果背侧骨块需要处理另做背侧切口。另一方面，如果月骨窝掌侧骨块较大且移位不大，我们使用经典的 Henry 入路，在桡侧腕屈肌和桡动脉之间，切开旋前方肌，复位并使用经掌侧钢板的螺钉固定骨折块。牵拉软组织时必须小心，需要用宽的牵开器牵开腕关节软组织。

当利用特定骨块固定技术的时候，月骨窝掌侧骨块可以用克氏针或 2.0 mm、2.4 mm 或 2.7 mm 小 T 形或 L 形支撑锁定钢板固定。克氏针和迷你螺钉可用于增强固定，但不应单独使用。对于骨块太小而不能使用钢板及螺钉固定的，可以使用 2 号爱惜邦缝线通过水平褥式缝合或改良 Kessler 法将桡月韧带和掌侧关节囊进行缝合。也可以在掌侧皮质钻孔将骨块修复到接近骨折端的完整皮质上。特定骨块固定技术也可以用钢板增加固定强度。钢板的选择方面首选锁定钢板，在近端打入非锁定螺钉支持月骨窝掌侧骨块。抬高关节面后锁定螺钉固定关节面骨折块，必要时植骨以防止移位、旋转和下沉。

临床技巧

复位和固定月骨窝掌侧骨块的关键在于制订术前计划、观察骨折的类型并选择合适的入路和内植物。卷起的治疗巾垫在前臂远端下方，有助于复位近端骨折碎片。骨折线充分显露后，骨折块应该用血管钳轻柔操作，牙科骨凿和细小克氏针作为操纵杆。持骨钳可以用于更大的骨折块，但持骨钳可能会夹碎不稳定的骨折块，尤其是在骨质疏松的患者。图 8.2 说明月骨窝掌尺侧骨块对于复位和固定都是独特的挑战。关节囊和掌侧碎片周围软组织附着处韧带应保留，以维持其血运及桡腕关节的稳定性。如果复

图 8.2　男性患者，21 岁，正、侧位片（a，b）提示机动车车祸伤致桡骨远端高能暴力骨折，桡腕关节背侧脱位，桡骨茎突骨折块较小。初步复位后的正位片（c）和侧位片（d）提示掌侧月骨面有一骨块翻转移位 180°（白色箭头）。手术入路选择经腕管延长入路，复位掌侧月骨面使用 2.4 mm T 形支撑钢板和一枚 0.045 英寸克氏针固定，桡骨茎突骨折选择桡侧入路，使用 2.4 mm 桡骨茎突钢板和一枚 0.045 英寸克氏针固定（e，f）

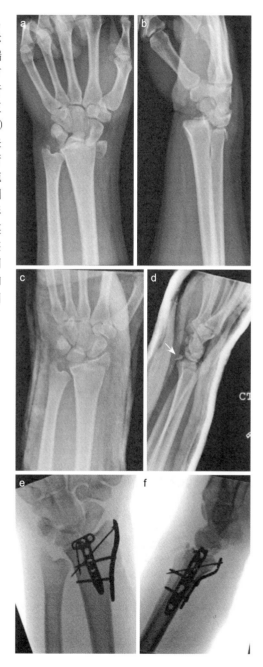

位困难，医生须小心骨块翻转移位，尝试将桡月短韧带附着的骨块旋转 180° 进行复位。

复位月骨窝掌侧骨块通常用牙科骨凿维持，自掌侧"泪滴"向干骺端近端的背侧皮质打入 0.045 英寸克氏针临时固定。放置克氏针时不能影响最终钢板的放置。钢板的远端应该高于掌侧缘的远端以防止月骨窝掌侧骨块向掌侧移位。钢板远端应预弯，以准确匹配掌侧缘轮廓。将钢板压住骨折远端并使用螺钉在骨折近端推动钢板抵靠掌侧皮质以达到更大的支撑效果。应首先拧入普通螺钉，然后打入近端螺钉。如果通过钢板的支撑效应骨折块能达到稳定，钢板远端钉孔不用拧入螺钉。但如果可能的话，通过钢板远端的锁定螺钉能提供额外的稳定性。远端螺钉需要偏向近端以避免穿透关节面，并通过 X 线透视核实。需要注意的是，钢板应沿桡骨远端分水岭放置，放置过远可能刺激到屈肌腱，所以应尽量减少内植物的体积[27]。除钢板外，克氏针、微型螺钉、无头螺钉或通过关节囊和掌侧韧带缝合可增加强度。任何分水岭以远的内固定都会对屈肌腱造成刺激，需向患者告知将来二期需要行内固定取出术。

当完成内固定后将手向掌侧推挤，同时 X 线拍摄应力位片来了解月骨窝掌侧骨块的复位情况，确保桡腕关节复位良好。检查桡尺远侧关节的稳定性旋转功能，以确保没有掌尺侧骨折块复位不良或桡尺远侧关节损伤。最后拍摄尺偏位的腕关节正位片观察舟骨间距，以监测桡腕关节动态不稳定性。虽然治疗这些伴随的损伤超出了本章的范围，但也应该骨折固定后进行适当治疗。

术后患者前臂夹板固定，露出掌指关节可自由活动。在术后 2~3 周，在诊所每周复查 X 线片，确保没有骨折移位丢失和内固定失效的发生。在术后 2 周复查拆线，更换短石膏。石膏固定

4周后，开始轻微的腕关节活动度训练，12周左右训练强度增加。

（Varun K. Gajendran, Kevin J. Malone 著

张　博 译　郁　凯 审校）

参考文献

1. Rikli DA, Regazzoni P. Fractures of the distal end of the radius treated by internal fixation and early function. A preliminary report of 20 cases. J Bone Joint Surg Br. 1996;78(4):588–92.
2. Bakker AJ, Shin AY. Fragment-specific volar hook plate for volar marginal rim fractures. Tech Hand Up Extrem Surg. 2014;18(1):56–60.
3. Bae DS, Koris MJ. Fragment-specific internal fixation of distal radius fractures. Hand Clin. 2005;21(3):355–62.
4. Berger RA, Landsmeer JM. The palmar radiocarpal ligaments: a study of adult and fetal human wrist joints. J Hand Surg Am. 1990;15(6):847–54.
5. Kitay A, Mudgal C. Volar carpal subluxation following lunate facet fracture. J Hand Surg Am. 2014;39(11):2335–41.
6. Harness NG, Jupiter JB, Orbay JL, et al. Loss of fixation of the volar lunate facet fragment in fractures of the distal part of the radius. J Bone Joint Surg Am. 2004;86-A(9):1900–8.
7. Soong M, van Leerdam R, Guitton TG, et al. Fracture of the distal radius: risk factors for complications after locked volar plate fixation. J Hand Surg Am. 2011;36(1):3–9.
8. Rozental TD, Blazar PE. Functional outcome and complications after volar plating for dorsally displaced, unstable fractures of the distal radius. J Hand Surg Am. 2006;31(3):359–65.
9. Tan KG, Chew WY. Beware! The volar ulnar fragment in a comminuted Bartons fracture. Hand Surg. 2013;18(3):331–6.
10. Beck JD, Harness NG, Spencer HT. Volar plate fixation failure for volar shearing distal radius fractures with small lunate facet fragments. J Hand Surg Am. 2014;39(4):670–8.
11. Benson LS, Minihane KP, Stern LD, et al. The outcome of intra-articular distal radius fractures treated with fragment-specific fixation. J Hand Surg Am. 2006;31(8):1333–9.
12. Chin KR, Jupiter JB. Wire-loop fixation of volar displaced osteochondral fractures of the distal radius. J Hand Surg Am. 1999;24(3):525–33.
13. Dodds SD, Cornelissen S, Jossan S, et al. A biomechanical comparison of fragment-specific fixation and augmented external fixation for intra-articular distal radius fractures. J Hand Surg Am. 2002;27(6):953–64.
14. Geissler WB, Fernandes D. Percutaneous and limited open reduction of

intra-articular distal radial fractures. Hand Surg. 2000;5(2):85–92.

15. Martineau PA, Waitayawinyu T, Malone KJ, et al. Volar plating of AO C3 distal radius fractures: biomechanical evaluation of locking screw and locking smooth peg configurations. J Hand Surg Am. 2008;33(6):827–34.

16. Moore AM, Dennison DG. Distal radius fractures and the volar lunate facet fragment: Kirschner wire fixation in addition to volar-locked plating. Hand (N Y). 2014;9(2):230–6.

17. Ring D, Jupiter JB. Percutaneous and limited open fixation of fractures of the distal radius. Clin Orthop Relat Res. 2000;(375):105–15.

18. Ruch DS, Yang C, Smith BP. Results of palmar plating of the lunate facet combined with external fixation for the treatment of high-energy compression fractures of the distal radius. J Orthop Trauma. 2004;18(1):28–33.

19. Saw N, Roberts C, Cutbush K, et al. Early experience with the TriMed fragment-specific fracture fixation system in intraarticular distal radius fractures. J Hand Surg Eur Vol. 2008;33(1):53–8.

20. Waters MJ, Ruchelsman DE, Belsky MR, et al. Headless bone screw fixation for combined volar lunate facet distal radius fracture and capitate fracture: case report. J Hand Surg Am. 2014;39(8):1489–93.

21. Wiesler ER, Chloros GD, Lucas RM, et al. Arthroscopic management of volar lunate facet fractures of the distal radius. Tech Hand Up Extrem Surg. 2006;10(3):139–44.

22. Paley D, McMurtry RY. Median nerve compression by volarly displaced fragments of the distal radius. Clin Orthop Relat Res. 1987;(215):139–47.

23. Fujitani R, Omokawa S, Iida A, et al. Reliability and clinical importance of teardrop angle measurement in intra-articular distal radius fracture. J Hand Surg Am. 2012;37(3):454–9.

24. Medoff RJ. Essential radiographic evaluation for distal radius fractures. Hand Clin. 2005;21(3):279–88.

25. Andermahr J, Lozano-Calderon S, Trafton T, et al. The volar extension of the lunate facet of the distal radius: a quantitative anatomic study. J Hand Surg Am. 2006;31(6):892–5.

26. Rampoldi M, Marsico S. Complications of volar plating of distal radius fractures. Acta Orthop Belg. 2007;73(6):714–9.

27. Soong M, Earp BE, Bishop G, et al. Volar locking plate implant prominence and flexor tendon rupture. J Bone Joint Surg Am. 2011;93(4):328–35.

第9章

桡侧柱骨折

病例

患者女性，66岁，右利手。上肢伸直位摔伤。初步诊断：左桡骨茎突移位骨折。最初的X线检查中没有发现桡腕关节半脱位或舟月分离（图9.1）。月骨窝关节面对位尚可，因此以月骨窝

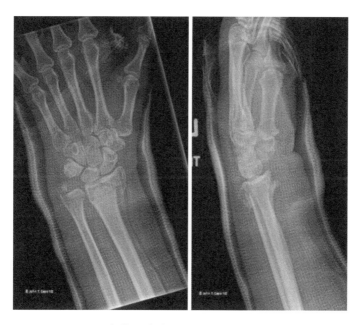

图 9.1 术前 X 线检查（John Capo 博士提供）

83

关节面为参考试行骨折复位。然而，在试行复位过程中，发现月
骨窝关节面骨折块不稳定，需要坚强固定（图 9.2），此例桡骨远
端骨折实际为三部分骨折。治疗包括经桡背侧入路，使用 2.4 mm
桡背侧板（Synthes，Paoli，USA）复位和内固定桡侧柱。单独的掌
尺侧入路固定月骨窝掌侧骨折块（图 9.3a）。在第 5 周（图 9.3b），
患者桡骨茎突无疼痛，与对侧肢体相比活动度无差异。

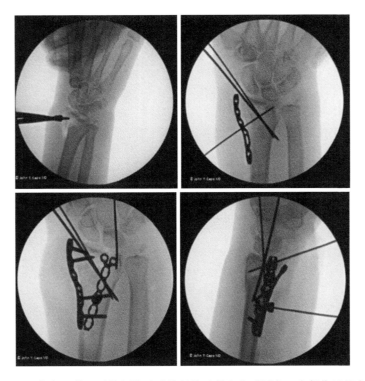

图 9.2 术中 X 线显示桡侧柱碎片的复位过程和临时固定，在复位过程中，
发现月骨窝关节面骨块移位。为了稳定月骨窝掌侧骨块，掌侧钢板固定（由
John Capo 博士提供）

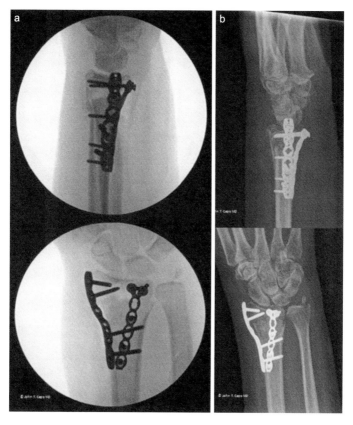

图 9.3 术后即刻（a）和 5 周（b）X 线片。注意桡侧钢板的相对掌侧位置，钢板并不是平行放置（John Capo 博士提供）

概述

桡侧柱骨折可能是相对简单的、孤立的桡骨远端骨折，也可能是桡骨远端复杂骨折的一个组成部分，还可能是不完全或完全月骨周围脱位的一部分，并累及桡腕关节和腕骨间韧带（图 9.4）。在非骨质疏松桡骨远端骨折中，50% 的患者出现舟月韧带

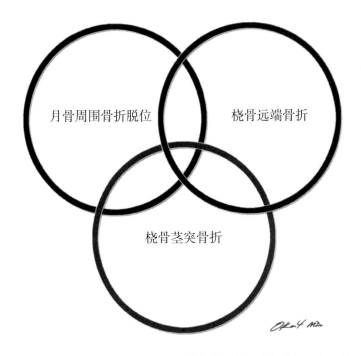

图9.4 图示桡侧柱骨折的变异，单纯桡侧柱骨折、复杂桡骨远端骨折一部分或作为月骨周围骨折脱位（腕关节不稳定或桡腕关节脱位）的组成部分

损伤[1]，这使得这种损伤并非单纯的"桡骨远端骨折"。当检查桡侧柱骨折时，必须排除伴随的韧带损伤，因为如果处理不当可能导致长期腕关节退行性变[2]。

解剖学

桡侧柱是舟骨窝的骨性支撑结构，且为桡腕关节韧带的附着点[3]。桡骨茎突是腕关节桡侧可触及的骨性突起。桡神经浅支（superficial branch of the radial nerve，SBRN）位于桡骨茎突近端的皮下脂肪层（图9.5）。桡神经浅支在通过第一背侧间室之前发出掌支。近端为桡骨茎突，远端为桡动脉，背侧为SBRN背支，掌侧为第一背侧间室构成在桡骨茎突上打入克氏针的安全区域[4]。在克氏针置入前，在桡骨茎突尖做一个1 cm的切口。第一背侧间室的肌腱位于桡骨茎突的掌桡侧和背桡侧的两个骨纤维管内（图9.6a），肱桡肌位于第一背侧间室的底部。骨纤维管之间的空间可以放置桡侧钢板（图9.6b）。

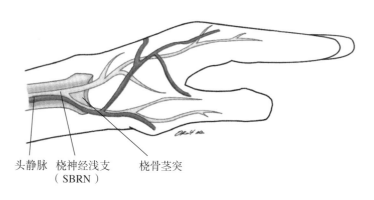

头静脉 桡神经浅支 桡骨茎突
（SBRN）

图9.5 示与桡动脉茎突相关的SBRN和头静脉的走行

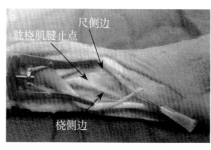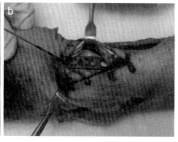

图9.6 尸体解剖示（a）拇长展肌在桡侧、拇短伸肌在尺侧。针指向肱桡肌腱止点和桡骨茎突；（b）桡侧柱钢板位于第一背侧间室底部。从桡骨茎突上剥离肱桡肌，以便复位和固定

影像学

　　常规影像学检查应包括前后位（PA）、标准侧位和45°旋前位。在 PA 位片上，桡骨茎突轮廓是清晰可见的，而在侧位片上，桡骨茎突呈弧形与月骨重叠，仔细观察侧位片可能会发现易忽略的移位。45°旋前位可清楚显示桡骨茎突骨折，但在标准的 PA 位和侧位片中，茎突骨折并不是总能被发现[5]。由于桡骨茎突骨折可能是月骨周围损伤的一部分，其存在应高度怀疑舟月韧带严重损伤。旋后位是检查舟月关节的最佳透视体位[6]。握拳位 X 线片有助于显示不稳定，但是不适用于急性损伤骨折患者。术中骨折固定后应行应力位检查。腕关节向桡侧和尺骨偏移和舟月分离提示舟月韧带损伤。MRI 可准确诊断韧带损伤，但观察者间差异很大[7]。MRI 阴性本身不足以排除结构性韧带损伤。结合物理检查、X 线片和关节镜检查是检查韧带完整性的一种很好的方法[8]。

损伤机制

　　早在 20 世纪初，就有因汽车变速杆故障导致桡骨远端桡侧柱骨折的事例，因此这一骨折在过去被称为变速杆骨折（chauffer's 骨折）[9]。现今，大多数桡侧柱腕关节的损伤是由于上肢伸直位摔伤导致的。由此产生的轴向和过伸负荷将导致桡骨远端或舟骨骨折。如果腕关节过伸、尺偏及腕骨间旋后，则会发生进展性月骨周围骨折脱位[10]。损伤开始于腕关节的桡侧，并通过腕中间隙向尺侧进展。较轻的弧形损伤包括腕骨间韧带和内部韧带损伤，但无相关骨折。较重者包括一个或多个腕骨骨折及腕中关节脱位。其中最常见的类型是经舟骨月骨周围骨折脱位。

应力是通过桡腕关节传导造成的上述损伤，并不是腕骨间。掌侧和背侧的桡腕关节外在韧带可能被破坏和（或）发生桡骨茎突骨折。应力通过桡骨茎突顶端传播时，可能会致桡舟头韧带断裂，腕关节向尺侧位移。然后应力通过桡腕关节外在韧带传递，最终导致腕关节脱位。桡骨茎突骨折合并尺骨茎突骨折提示是否存在这种不稳定损伤。

　　然而，如果力量从桡骨偏近端的桡骨舟骨窝与月骨窝间传导，则舟月韧带及舟骨周围其他结构损伤的风险较高（图 9.7）

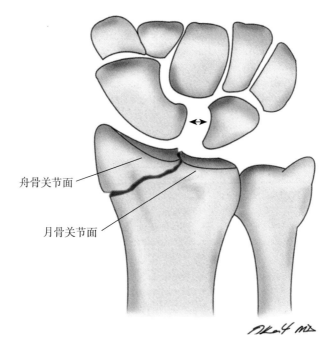

舟骨关节面

月骨关节面

图 9.7　桡侧柱骨折合并舟月韧带损伤，月骨周围损伤可以仅表现为桡侧柱结构损伤，而没有表现出月骨周围脱位

分型

AO 分型将桡骨远端骨折分为 A 型关节外骨折、B 型部分关节内骨折和 C 型关节内骨折[11]。桡侧柱骨折属于 B 型骨折，可进一步分为：

B1.1：单纯桡骨茎突骨折

B1.2：粉碎桡骨茎突骨折

B2.2：更复杂的桡腕关节骨折半脱位伴桡骨茎突骨折

B2.3：高能量桡腕关节骨折脱位伴桡骨茎突骨折、背侧缘粉碎及桡尺远侧关节脱位。

月骨周围骨折脱位可进一步分类[12]，其中桡骨茎突尖部骨折称为伴发的切片骨折。而桡骨茎突基底部骨折被视为是月骨周围骨折脱位的一个亚型。Dumontier 等[13]将桡腕关节脱位分为两组：第一组定义为单纯脱位或脱位伴桡骨茎突尖撕脱。第二组为桡腕关节脱位伴超过舟骨窝 1/3 的桡骨茎突骨折。Green 和 O'Brien[14] 提出了一种腕关节脱位的分类，并将桡骨茎突骨折作为腕关节脱位的一个亚组。这些分类系统突出了桡侧柱骨折的复杂性，将其归入腕关节复杂损伤的范畴。

Reichel 等提出了一种基于伴随损伤的分类并用于指导治疗（表 9.1）。

治疗

非手术治疗

经包括 45° 旋前位在内的全面影像学评估，真正无移位的桡

表9.1 桡骨桡侧柱骨折的分类及治疗方案

骨折类型	治疗方案
单纯桡骨茎突骨折	闭合复位石膏固定 ·克氏针固定 ·无头螺钉固定 ·掌侧钢板 ·桡侧柱钢板
桡骨茎突骨折为桡骨远端骨折的一部分	·克氏针固定 ·背侧钢板 ·掌侧钢板 ·使用任一桡侧柱钢板/克氏针/无头螺钉进行掌侧桡侧柱联合固定 ·外固定支架
桡骨茎突和舟骨骨折	·石膏固定（如果完全没有移位） ·克氏针固定 ·无头螺钉固定 ·掌侧钢板 ·桡侧柱钢板
桡骨茎突骨折合并腕骨不稳定	·切开复位腕骨排列 ·解剖复位并固定桡骨茎突
桡骨茎突骨折合并桡腕关节脱位	·桡腕复位 ·切开复位固定桡骨茎突 ·如有掌侧桡腕韧带修复桡骨茎突尖部撕脱骨折
桡骨茎突骨折合并经月骨骨折	·稳定月骨骨折 ·克氏针/无头螺钉使桡骨茎突稳定

骨茎突骨折，可以非手术治疗。由于这种骨折内在的不稳定，因此每周复查时应行放射学检查。即使是无移位的桡骨茎突骨折，由于肱桡肌对茎突骨块的牵拉，也可能日后再移位。如果选择闭合性治疗，应考虑旋后位固定，因为旋后位肱桡肌的肌肉活动较少。

手术治疗

桡骨茎突尖骨折

桡骨茎突尖骨折是典型的关节外骨折，需要注意检查桡腕关节的稳定性（Dumontier group 1）。相对于前臂，向尺侧和在矢状面对腕关节和手施加应力，并在透视下检查桡腕韧带的稳定性。如果骨折线距桡骨茎突大于 6～8 mm，提示桡舟头韧带的撕脱骨折。这可能预示着比桡骨茎突尖部骨折更好的预后，因为解剖复位和固定可预期骨折愈合和桡腕关节稳定性的可靠重建。

简单桡骨茎突基底骨折

这些骨折通常发生在关节内，如果关节面移位大于 2 mm，应考虑手术治疗[16]。治疗方案包括闭合复位和石膏固定、克氏针固定、无头螺钉固定、掌侧钢板和桡侧柱钢板。移位的桡骨茎突基底骨折本质上是不稳定的，因此以内固定治疗为佳。闭合复位和克氏针固定通常就足够了。复位方法是拇指直接挤压茎突骨块，同时尺偏（图9.8）。另外，可以将克氏针经皮打入桡骨茎突，当做操纵杆撬拨复位骨折和对抗肱桡肌的牵拉。最好使用电钻将克氏针打入桡骨茎突，或者在茎突做一个小切口，使用一个保护套管来避免对桡神经浅支的损伤（图9.9）。

如果骨折不能闭合复位，则需要手术治疗。可以通过桡背侧入路及掌侧入路显露桡骨茎突。桡背侧入路是在第一、二背侧间室之间行纵向切口，切开第一背侧间室伸肌支持带近端部分，剥离肱桡肌止点以便复位和放置内植物，注意保护桡神经浅支。桡掌侧入路于桡动脉与第一背侧间室之间进入[17]。内固定材料包括克氏针、无头螺钉以及特定的桡侧柱钢板。孤立性桡骨柱骨折采用哪种固定方法更好，目前尚无相关研究。如果使用螺钉，它

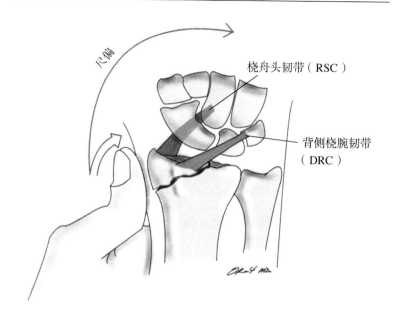

图 9.8　桡骨茎突骨折闭合复位

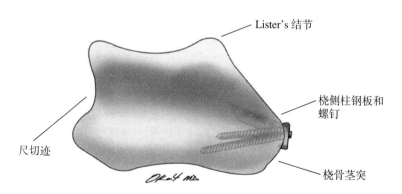

图 9.9　桡骨远端梯形剖面，示桡骨茎突相对偏掌侧，螺钉的方向与背尺侧平面成角 50°～90°

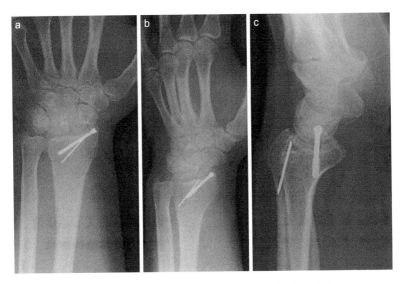

图 9.10　术后的正位、后斜位和侧位 X 线片示切开复位 + 无头螺钉、克氏针固定桡骨茎突移位骨折（Scott Lifchez 博士提供）

们应该垂直于骨折线拧入，完成最大限度的加压（图 9.10）。如果使用桡侧柱钢板，则将其置于第一和第二背侧间室之间，螺钉的方向与背尺侧平面成角 50°～90°（图 9.9）。应该避免螺钉太长，减少对肌腱和神经的激惹。

粉碎桡骨茎突骨折

这些骨折通常是桡骨远端复杂骨折的一部分。治疗方式包括克氏针固定、背侧钢板、掌侧钢板、掌侧与桡侧联合固定，桡侧柱板、克氏针或无头螺钉及外固定。手术入路取决于骨折的类型以及是否需要额外的掌侧或背侧固定。手术入路包括第一和第二背侧间室之间的背侧入路和标准的掌侧 FCR 入路。通过标准的 FCR 入路放置掌侧钢板常用于固定较大桡骨茎突骨折块，尤其适用于骨折线水平时（图 9.11）。

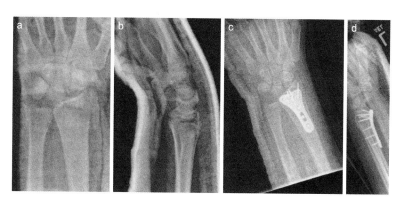

图 9.11　掌侧钢板治疗两部分桡骨茎突骨折术前（a, b）和术后（c, d）正侧位片。注意骨折线在舟骨窝和月骨窝之间消失（a）。并注意舟骨的"环形征"，提示舟月韧带损伤（c）（Scott Lifchez 博士提供）

如果选择 FCR 入路进行手术，可同时应用桡侧入路，这样做并不会增加桡动脉损伤的风险，因为桡动脉刚好位于两切口之间 [18]。在尸体标本中 [19]，应用掌侧钢板固定三部分关节内骨折，如果辅助桡骨柱螺钉固定，能显著增加内固定的稳定性和失效载荷。

在一项随访 12 个月的前瞻性随机试验中，对外固定支架、桡侧柱固定和掌侧钢板治疗桡骨远端不稳定骨折的结果比较，发现桡侧柱钢板比外固定支架和掌侧钢板固定能更好地维持桡骨的掌倾角和高度。1 年后所有患者均取得了良好的疗效 [20]。由于缺乏针对桡骨茎突治疗方案对比的相关报道，此研究显得尤为重要。它表明用于治疗桡骨远端不稳定骨折的各种方法均能获得良好的效果。

并发症

经皮克氏针固定时，合并桡神经浅支（SBRN）损伤的发生率高达 20%。使用钝性剥离和钻套可以降低神经损伤的风险。尽管桡侧或掌侧入路能直接显露桡骨茎突，但桡神经浅支的分支会干扰骨折的显露。而且神经一旦损伤极易造成痛性神经瘤。当克氏针插入桡骨茎突近端和利用克氏针撬拨复位时，外科医生必须意识到克氏针位置越靠近近端，越容易损伤桡神经浅支主干。尽管基于尸体研究的结果建立了克氏针打入的安全区域，但这种安全区域的建立是鉴于桡骨茎突无骨折基础上的。因此，如果在骨折复位前打入克氏针，安全区概念缺乏指导意义。掌侧钢板建议通过掌侧入路放置更可能避免桡神经浅支损伤，因为掌侧入路的分离位于桡神经浅支更深的解剖层次。

（Eitan Melamed, Dawn M. LaPorte 著　张　博 译　郁　凯 审校）

参考文献

1. Lindau T, Arner M, Hagberg L. Intraarticular lesions in distal fractures of the radius in young adults. A descriptive arthroscopic study in 50 patients. JHS. 1997;22B:63.

2. Reichel LM, Bell BR, Michnick SM, Reitman CA. Radial styloid fractures. J Hand Surg Am. 2012;37(8):1726–41.

3. Rikli DA, Regazzoni P. Fractures of the distal end of the radius treated by internal fixation and early function. A preliminary report of 20 cases. J Bone Joint Surg Br. 1996;78(4):588–92.

4. Steinberg BD, Plancher KD, Idler RS. Percutaneous Kirschner wire fixation through the snuff box: an anatomic study. J Hand Surg. 1995;20A:57–62.

5. Cohen M, Wysocki R. Fractures of the distal radius. In: Browner BD, Jupiter JB, Krettek, C, Anderson PA, editors. Skeletal trauma: basic science, management and reconstruction, Chapter 44. Philadelphia, PA: Saunders; 2015. p. 1263–1311.e5.

6. Taleisnik J. Current concepts review. Carpal instability. J Bone Joint Surg Am. 1988 Sep;70(8):1262–8.

7. Kuo CE, Wolfe SW. Scapholunate instability: current concepts in diagnosis and management. J Hand Surg Am. 2008;33(6):998–1013.

8. Henry M. Perilunate dislocations and fracture dislocations/radiocarpal

dislocations and fracture dislocations. In: del Piñal F, Luchetti R, Mathoulin C, editors. Arthroscopic management of distal radius fractures, Chapter 11. Berlin: Springer; 2010. p. 127–49.

9. Stephens P. So-called chauffeur's fracture. Cal State J Med. 1923;21:115–7.

10. Mayfield JK, Johnson RP, Kilcoyne RK. Carpal dislocations: pathomechanics and progressive perilunar instability. J Hand Surg Am. 1980;5:226–41.

11. Müller ME, Nazarian S, Koch P, Schatzker J. AO classification of fractures. Berlin: Springer; 1987. p. 106–15.

12. Herzberg G, Comtet JJ, Linscheid RL, Amadio PC, Cooney WP, Stalder J. Perilunate dislocations and fracture-dislocations: a multicenter study. J Hand Surg Am. 1993;18:768–79.

13. Dumontier C, Meyerzu Reckendorf G, Sautet A, Lenoble E, Saffar P, Allieu Y. Radiocarpal dislocations: classification and proposal for treatment a review of twenty-seven cases. J Bone Joint Surg 2001;83A:212–8.

14. Green DP, O'Brien ET. Classification and management of carpal dislocations. Clin Orthop Relat Res. 1980;149:55–72.

15. Sarmiento A. The brachioradialis as a deforming force in Colles' fractures. Clin Orthop Relat Res. 1965;38:86–92.

16. Knirk JL, Jupiter JB. Intra-articular fractures of the distal end of the radius in young adults. J Bone Joint Surg Am. 1986;68(5):647–59.

17. Schumer ED, Leslie BM. Fragment-specific fixation of distal radius fractures using the Trimed device. Tech Hand Up Extrem Surg. 2005;9(2):74–83.

18. Lam J, Wolfe SW. Distal radius fractures: what cannot be fixed with a volar plate? The role of fragment-specific fixation in modern fracture treatment. Oper Tech Sports Med. 2010;18:181–8.

19. Iba K, Ozasa Y, Wada T, Kamiya T, Yamashita T, Aoki M. Efficacy of radial styloid targeting screws in volar plate fixation of intra-articular distal radial fractures: a biomechanical study in a cadaver fracture model. J Orthop Surg Res. 2010;5:90.

20. Wei DH, Raizman NM, Bottino CJ, Jobin CM, Strauch RJ, Rosenwasser MP. Unstable distal radial fractures treated with external fixation, a radial column plate, or a volar plate. A prospective randomized trial. J Bone Joint Surg Am. 2009;91(7):1568–77.

21. Singh S, Trikha P, Twyman R. Superficial radial nerve damage due to kirschner wiring of the radius. Injury. 2005;36(2):330–2.

第10章

桡骨远端骨折：Kapandji（Intrafocal）固定技术

病例

患者女性，60 岁，右利手，冰上滑倒摔伤，右上肢伸直位受伤。现右腕疼痛。体格检查和右手腕的 X 线片显示桡骨远端骨折向背侧成角移位，骨折累及桡腕关节和桡尺远侧关节，并且掌倾角丢失严重（图 10.1a, b）。

所有神经分布区域的感觉和运动功能正常。在血肿麻醉下行手法复位石膏固定，复位后的 X 线检查提示仍有背侧成角畸形，但总体上掌倾角有改善（图 10.1c, d）。患者 5 天后复查，经过详细的病史询问和查体，以及复查 X 线检查，建议行手术治疗，因患者强烈拒绝切开复位内固定或外固定支架手术，故行闭合复位克氏针固定。

伤后 1 周，患者在 X 线下进行闭合复位，通过轻柔的牵引和复位，当掌倾角恢复到 0° 或正值，使用单枚 0.045 英寸克氏针经桡骨茎突穿入并将远端骨折块与干骺端固定于一起。2 根克氏针是由背部穿入骨折端，并经 X 线检查确认位置。然后使用这 2 根克氏针操作远端骨折块来恢复掌倾角。再依次将克氏针穿过骨折近端的掌侧皮质维持复位（图 10.2a, b）。将针尾留在皮肤

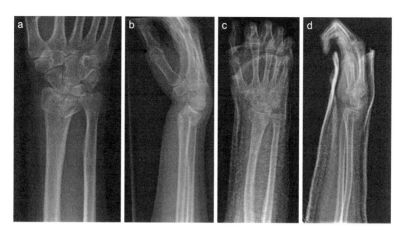

图 10.1 （a, b）伤时右腕正位和侧位片；（c, d）复位后的正位和侧位片

外，剪短并弯曲，术后石膏固定。

术后患者维持腕关节旋后石膏固定，2 周后换成短臂石膏。术后 4 周取出克氏针，但仍需短臂石膏固定，第 6 周移除石膏，换为热塑形夹板固定并鼓励开始正式康复锻炼，恢复前臂、手腕和手指活动度。术后 3 个月，患者至诊所复查，功能完全恢复，没有任何活动障碍。

Kapandji 技术的发展

Adalbert Kapandji 是 Mehmed Kapandji 的儿子，他是一位著名的手外科医生，他与 Louis Sauvé 合作发明了治疗桡尺远侧关节慢性脱位的 Sauvé-Kapandji 手术[1]。1976 年 Adalbert Kapandji 在 Annales De Chirurgie 首先介绍了双克氏针固定技术[2]。如 Kapandji 所概述的那样，这种操作的目的是采用简单的手术方法获得稳定，以期良好的骨性愈合，预防继发性关节面塌陷，避

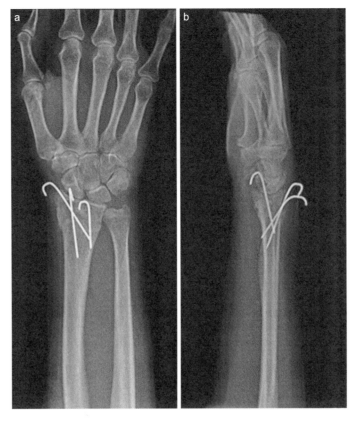

图 10.2 （a, b）术后腕关节正位和侧位片

免石膏固定，尽早功能锻炼以预防并发症。 这项技术第一次描述是用于对 Colles 骨折的治疗。Colles 骨折属于低能量关节外骨折，远端骨折块向背侧移位，背侧粉碎程度轻。正如本章后面所讨论的，这种方法治疗效果较好，适应证逐渐扩大。

Kapandji 技术最早用于闭合手法复位治疗桡骨远端骨折（图 10.3 ）。在维持复位同时，由桡侧向尺侧将克氏针穿入骨折部位，当克氏针达到骨折间隙时，克氏针撬拨，支撑恢复尺偏角，然

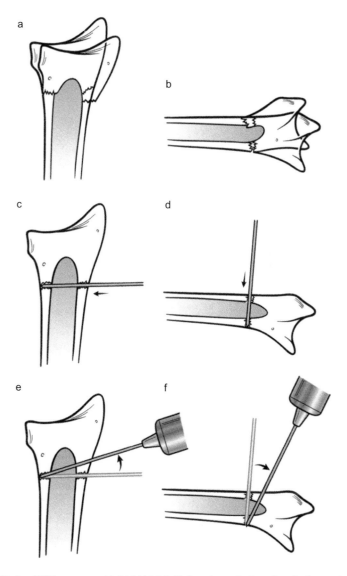

图 10.3　早期 Kapandji 双克氏针固定技术。（a, b）在正位和侧位上骨折成角；（c, d）克氏针经过骨折线打入掌侧皮质；（e, f）以克氏针为操作手柄，复位骨折，改善力线

后将针穿过桡骨尺侧皮质以固定。该技术以相同的原理使用由背侧向掌侧穿入的克氏针来恢复掌倾角。Kapandji 提倡术后立即进行腕关节的活动，避免石膏固定。视患者情况，可用高分子短臂手托固定。

1976 年，Kapandji 的双针固定技术经诸多期刊报道，在欧洲广泛应用 [3-7]。该技术早期倡导者坚持 Kapandji 最初描述的使用两枚克氏针。然而，随着适应证的扩大，该技术逐渐出现许多改进。Peyroux 等报道，使用 Kapandji 克氏针固定技术治疗 159 例桡骨远端骨折，认为在桡骨远端骨折背侧极度粉碎的患者，应使用第三枚克氏针 [6]。1987 年 Kapandji 发表了一篇文章，对该技术 10 年的发展进行讨论。文中他认为，在多个粉碎骨块和（或）累及关节面的复杂骨折，可使用第三枚克氏针由背侧至掌侧进行固定 [8]。

自 Kapandji 克氏针固定技术出现以来，骨科文献中出现了对该手术的改良。大多数改进都是增加克氏针的支撑效应，通过额外的方法来增强稳定性。改良的方法包括经骨折线的髓内针 [9]，联合使用静态克氏针 [10] 和克氏针结合钢板固定 [11]。Kapandji 技术不仅局限于桡骨远端背侧移位骨折，还被用于治疗向掌侧移位骨折。1995 年 Hoël 和 Kapandji 描述了另外两种通过掌侧入路应用克氏针治疗掌侧移位骨折的手术 [12]。

适应证

Kapandji 技术最初适用于骨质量较好的年轻患者发生的背侧移位粉碎轻微的关节外 Colles 骨折。Colles 骨折描述的模式包括前臂背侧的压缩，尺骨向掌侧和尺侧成角 [13]。Colles 骨折现在定义为桡骨远端骨折背侧粉碎，向背侧成角、移位，桡骨短缩以及合并尺骨茎突骨折 [14]。早期病例中 Kapandji 克氏针主要用于背侧骨块粉碎程度较轻的桡骨远端关节外 Colles 骨折 [3]。旧时通常会采用简单的三级分类方法描述背侧粉碎程度。目前，桡骨远端骨折最常用的分型包括 Frykman 分型、Mayo 分型、Melone 分型和 AO/OT 分型。观察者之间和观察者内的可靠性不同使这些分类系统难以应用，同时对骨折的治疗几乎没有指导价值 [15]。

　　Kapandji 克氏针固定的基本原则是创建对移位远端骨片的支撑作用，从而防止塌陷来达到解剖愈合，这在骨折块较大、骨折粉碎程度低和骨质较好的病例中很容易实现。当骨折累及关节面，伴有多个骨折块，骨折粉碎时，只要能维持良好的复位，Kapandji 克氏针固定同样适用。无法复位的骨折不能适用此技术，需要切开直视下复位。这项技术不仅可用于经典的背侧成角移位骨折，也可应用于掌倾移位的（Smith）骨折 [12, 16]。前提是我们必须熟悉相关的局部解剖结构，包括桡动脉、掌皮支和正中神经。

　　传统上，Kapandji 克氏针固定用于成人骨折；然而，最近的报道中也可用于小儿骨折 [17, 18]。儿童具有巨大的骨骼重塑潜力，对于桡骨远端移位和成角最小的骨折不需要手术固定。当掌 / 背侧成角移位在 8 岁以后大于 30°，10 岁以后大于 20°，13 岁以后大于 15°，克氏针固定均能获得活动良好的效果 [17]。

　　目前，AAOS 临床实践指南总结推荐桡骨远端骨折复位后桡骨缩短 >3 mm，背倾角 >10°，或关节内位移或台阶 >2 mm 需要手术治疗，但无法推荐或反对任何一种特定手术固定方法 [19]。在我们医院切开复位掌侧钢板固定仍然是最常见的固定方法；但是，我们在选择性病例，使用 Kapandji 克氏针固定技术方面已经取得了很好的效果。

技术方法

　　该操作可在全麻或局麻下进行，止血带是否使用由外科医生决定。首先，在 X 线辅助下复位骨折。在复位之前或复位时使用 5～10 磅手指套牵引力以帮助复位。复位的目的是复位恢复桡骨高度，同时重建解剖上的尺偏和掌倾。通常可以一只手进行复位，另一只手直接固定。

　　插入克氏针的顺序和数量取决于多种因素，包括技术、骨折类型和骨质情况。Kapandji 描述的原始技术始于外侧克氏针。可以使用多种尺寸的克氏针，我们通常更喜欢 0.045 英寸的克氏针。克氏针通过导向器插入骨折间隙。在插入之前，制作小的皮肤切口并直接向下解剖至骨面，避免损伤桡神经浅支以及伸肌腱。首先克氏针插入骨折线中心，然后将钻头升高 45° 或直到恢复尺偏，最后再将克氏针通过远端皮质完成固定。

　　Kapandji 的原始描述包括以第三掌骨轴线为中心，克氏针由背侧至掌侧打入。检查背侧骨折块的数量和位置非常重要，然后打入可以支撑粉碎骨折的克氏针。常用的进针点包括第二、第三伸肌间室和第四、第五伸肌间室。克氏针打入到骨折端，向远端撬拨，并穿过掌侧皮质。如果要使用 2 根克氏针，则首先将 2 根克氏针都打入骨折断端，同时向远侧撬拨改善掌倾，然后再穿过对侧皮质。Kapandji 技术的改进包括静态克氏针的放置，掌侧向背侧打入克氏针，使用外固定支架和钢板。

　　克氏针固定之后，透视检查力线和稳定性，被动伸腕和指确定没有肌腱被固定，皮肤的压迫可切开解除。克氏针可剪断埋于皮下，也可在近皮肤 1 cm 处折弯剪短，针帽保护，术后夹板固定。术后约 4 周拔针。通常 1 周后，从夹板过渡到短臂石膏固定。大约 6 周后患者去除石膏，换成可拆卸夹板开始正式的康复治疗和（或）家庭治疗。或者像 Kapandji 描述的那样，可拆卸夹板可早期使用。

临床技巧

- 拍腕关节侧位片时，可在手腕下放置一叠治疗巾，使腕关节侧位更为准确，便于克氏针置入。
- 应根据需要使用多枚克氏针，以确保固定结构稳定并避免背侧塌陷。
- 当骨折粉碎时，额外的克氏针可以作为操纵杆使用，复位固定骨折块。

　　Kapandji 主张术后不使用石膏固定，立即功能锻炼。这是他经皮克氏针固定的主要目标之一。术后立即功能锻炼最初被广泛实施。然而，目前最常用的做法是在术后先固定一段时间，当然这取决于患者的依从性。

结果

　　尽管 Kapandji 的原始文献对手术过程做了详细的描述，但几乎没有关于结果的报道。Epinette 等 [3] 最早发表 72 例患者的临床效果，其中大部分骨折为关节外 Colles 骨折；然而，他们扩大了原来的适应证，包括了关节内骨折和老年骨折患者。他们使用最初的 Kapandji 双针技术，并且术后不使用石膏，仅用吊带悬吊固定。26% 的患者出现并发症，包括继发骨折移位 (5)、肌腱损伤 (5) 和疼痛肿胀 (6)，只有 7% 的患者没有以上并发症。结果显示，93% 的患者术后腕关节没有疼痛，80% 获得了充足的握力，优良率 84%。Peyroux 等 [6] 采用第 3 枚克氏针的 Kapandji 技术治疗更加复杂的桡骨远端骨折 159 例。大多数骨折是关节外骨折，背侧骨质轻微或中等粉碎，复位后无论腕关节屈曲位还是背伸位，骨折端仍有异常活动，因此术后均予石膏固定。并发症包括继发骨折移位 (10)、感染 (2)、克氏针移位 (7)、肌腱并发症 (4) 和神经并发症 (2)。结果显示 91% 的患者主观满意度评价为良好 / 非常好，93% 的患者功能评价为良好 / 非常好，73% 的患者影像学评价为良好 / 非常好。随后的大样本研究扩大了 Kapandji 技术适应证，也显示出更频繁地采用石膏固定，均取得了较满意的效果 [7, 20]。

Greatings 等在北美使用三克氏针技术的情况进行了报道。他们对 23 例采用三针 Kapandji 技术及短臂石膏治疗的患者进行回顾性分析，结果显示优秀 7 例，良 4 例，中 2 例。Fritz 等 [10] 介绍了静态和动态组合固定的概念。他们采用最初描述的 Kapandji 技术对骨折进行复位，随后再插入 1 ~ 2 根静态克氏针。在 110 例桡骨远端骨折，根据 NYOH 评分，优秀 35%，良 50%，中 10%，差 5%。并发症发生率为 23%，最常见的是桡神经浅支分布区域感觉异常。Strohm 等 [22] 将由 Willenegger 和 Guggenbuhl 描述的传统静态固定技术 [23] 与 Fritz 等 [10] 描述的改良 Kapandji 技术进行随机对照比较，100 例 Colles 骨折患者术后给予相同的标准化治疗方案。通过 Martini 评分统计显示，采用改良 Kapandji 技术治疗的患者评分为好 - 很好，优于用 Willenegger 技术治疗的患者评分 (满意 - 好)。

　　Handol 等对经皮克氏针治疗桡骨远端骨折进行系统评价，认为虽然有一些证据支持经皮克氏针固定的应用，但不能就克氏针的类型和适应证给出建议 [24]。值得注意的是，文中指出 Kapandji 克氏针出现并发症的风险更高。常见并发症包括骨折复位丢失、肌腱断裂、桡神经感觉激惹及反射性交感神经营养不良（表 10.1）。

　　最近有一些报道在儿童群体中使用 Kapandji 技术治疗桡骨远端骨折伴严重畸形者。Parikh 等进行了回顾性比较 10 例 Kapandji 克氏针与 26 例常规固定克氏针治疗干骺端背侧成角的桡骨远端骨折。所有患儿桡骨远端骨骺未闭合 [17]，两组在无痛活动度及并发症方面无统计学意义。Satish 等使用 Kapandji 技术结合静态克氏针固定治疗 46 名 7 ~ 14 岁的桡骨远端移位骨折的儿童，其中患儿桡骨远端骨骺已闭合 [18]。所有病例均达到近解

表10.1　Kapandji技术的并发症

并发症
骨折移位
肌腱损伤
肌腱被固定
肌腱断裂
神经损伤
桡神经浅支损伤
腕管综合征
感染
针道
伤口
反射性交感神经营养不良

剖复位。骨折完全愈合，关节活动度完全恢复。

（Andy Zhu, Jared Thomas, Jeffrey N. Lawton 著

张 博 译 郁 凯 审校）

参考文献

1. Sebastin SJ, Larson BP, Chung KC. History and evolution of the Sauve-Kapandji procedure. J Hand Surg Am. 2012;37(9):1895–902.

2. Kapandji A. Internal fixation by double intrafocal plate. Functional treatment of non articular fractures of the lower end of the radius (author's transl). Ann Chir. 1976;30(11–12):903–8.

3. Epinette JA, Lehut JM, Cavenaile M, Bouretz JC, Decoulx J. Pouteau-Colles fracture: double-closed "basket-like" pinning according to Kapandji. Apropos of a homogeneous series of 70 cases. Ann Chir Main. 1982;1(1): 71–83.

4. Docquier J, Soete P, Twahirwa J, Flament A. Kapandji's method of intra-focal nailing in Pouteau-Colles fractures. Acta Orthop Belg. 1982;48(5): 794–810.

5. Kerboul B, Le Saout J, Lefevre C, Miroux D, Fabre L, Le Noac'h JF, et al. Comparative study of 3 therapeutic methods for Pouteau Colles' fracture. Apropos of 97 cases. J Chir (Paris). 1986;123(6–7):428–34.

6. Peyroux LM, Dunaud JL, Caron M, Ben Slamia I, Kharrat M. The Kapandji technique and its evolution in the treatment of fractures of the distal end of the radius. Report on a series of 159 cases. Ann Chir Main. 1987;6(2): 109–22.

7. Nonnenmacher J, Kempf I. Role of intrafocal pinning in the treatment of wrist fractures. Int Orthop. 1988;12(2):155–62.

8. Kapandji A. Intra-focal pinning of fractures of the distal end of the radius 10 years later. Ann Chir Main. 1987;6(1):57–63.

9. Walton NP, Brammar TJ, Hutchinson J, Raj D, Coleman NP. Treatment of unstable distal radial fractures by intrafocal, intramedullary K-wires. Injury. 2001;32(5):383–9.

10. Fritz T, Wersching D, Klavora R, Krieglstein C, Friedl W. Combined Kirschner wire fixation in the treatment of Colles fracture. A prospective, controlled trial. Arch Orthop Trauma Surg. 1999;119(3–4):171–8.

11. Nonnenmacher J, Soley K, Bahm J. Intrafocal wire fixation of wrist fractures. The original Kapandji technique. Course. Review of 400 cases. Chirurgie. 1994;120(3):119–27.

12. Hoel G, Kapandji AI. Osteosynthesis using intra-focal pins of anteriorly dislocated fractures of the inferior radial epiphysis. Ann Chir Main Memb

Super. 1995;14(3):142–56. discussion 156–7.
13. Colles A. On the fracture of the carpal extremity of the radius. Edinb Med Surg J. 1814;10:181. Clin Orthop Relat Res. 2006;445:5–7.
14. Green DP, Wolfe SW. Green's operative hand surgery. Philadelphia: Saunders/Elsevier; 2011. p. 2 v. (xvi, 2240, I–60 p).
15. Kural C, Sungur I, Kaya I, Ugras A, Erturk A, Cetinus E. Evaluation of the reliability of classification systems used for distal radius fractures. Orthopedics. 2010;33(11):801.
16. Guichet JM, Moller CC, Dautel G, Lascombes P. A modified Kapandji procedure for Smith's fracture in children. J Bone Joint Surg Br. 1997;79(5): 734–7.
17. Parikh SN, Jain VV, Youngquist J. Intrafocal pinning for distal radius metaphyseal fractures in children. Orthopedics. 2013;36(6):783–8.
18. Satish BR, Vinodkumar M, Suresh M, Seetharam PY, Jaikumar K. Closed reduction and K-wiring with the Kapandji technique for completely displaced pediatric distal radial fractures. Orthopedics. 2014;37(9):e810–6.
19. Lichtman DM, Bindra RR, Boyer MI, Putnam MD, Ring D, Slutsky DJ, et al. Treatment of distal radius fractures. J Am Acad Orthop Surg. 2010;18(3):180–9.
20. Nonnenmacher J, Neumeier K. Intrafocal wiring of fractures of the wrist joint. Handchir Mikrochir Plast Chir. 1987;19(2):67–70.
21. Greatting MD, Bishop AT. Intrafocal (Kapandji) pinning of unstable fractures of the distal radius. Orthop Clin North Am. 1993;24(2):301–7.
22. Strohm PC, Muller CA, Boll T, Pfister U. Two procedures for Kirschner wire osteosynthesis of distal radial fractures. A randomized trial. J Bone Joint Surg Am. 2004;86-A(12):2621–8.
23. Willenegger H, Guggenbuhl A. Operative treatment of certain cases of distal radius fracture. Helv Chir Acta. 1959;26(2):81–94.
24. Handoll HH, Vaghela MV, Madhok R. Percutaneous pinning for treating distal radial fractures in adults. Cochrane Database Syst Rev. 2007;3, CD006080.

第 11 章
桡骨远端骨折的桥接钢板固定

病例

  患者女性，37 岁，右利手，病态肥胖。车祸伤致右侧开放胫骨干骨折、胸骨骨折伴胸骨后血肿、左闭合桡骨远端骨折（图 11.1 ）。既往有阻塞性睡眠呼吸暂停和哮喘病史。患者正中神经支配区出现麻木和刺痛，桡骨远端骨折闭合复位后症状改善。询问病史发现患者伤前有腕管综合征的表现。患者就诊于一级创伤中心，入院时予以清创，胫骨干骨折切开复位髓内钉固定，桡骨远端骨折夹板固定。第二天行桡骨远端骨折内固定手术，考虑到患者下肢创伤并且立即需要上肢早期负重，所以予切开复位背侧桥接钢板固定桡骨远端骨折，辅助桡骨茎突克氏针固定（图 11.2 ）。桡骨远端骨折固定后，一期行腕管松解术。桡骨骨折复位后，桡尺远侧关节证实是稳定的，予腕关节旋后位石膏固定。患者术后立即可使用前臂承受身体重量以便转运和行动。12 周后复查 X 线片，桡骨远端骨折愈合，行钢板及克氏针的取出术（图 11.3 和 11.4 ），术后简单包扎，不需要固定。

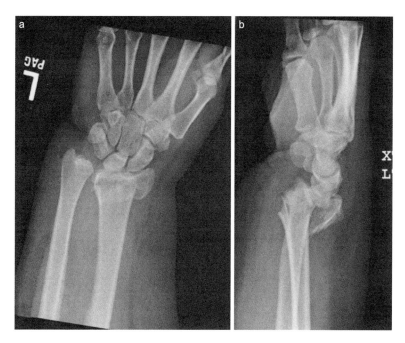

图 11.1 伤时 X 线片。(a) 正位片，(b) 侧位片

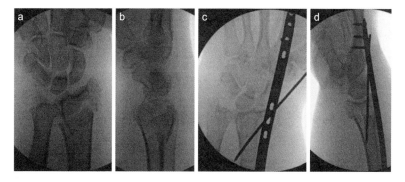

图 11.2 术中透视。(a) 牵引下正位，(b) 牵引下侧位，(c) 正位，(d) 侧位

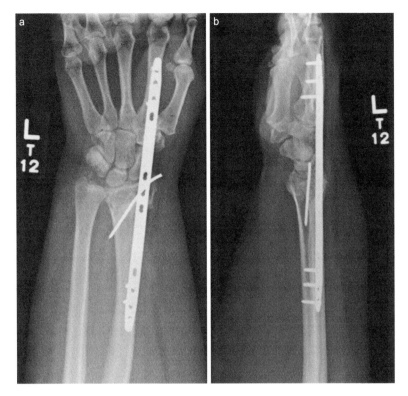

图 11.3 术后 2 个月 X 线片。(a)正位片，(b)侧位片

概述

桡骨远端骨折是常见的骨折类型，在美国占所有急诊骨折治疗的 1/6[1, 2]。由于解剖条件和患者特点的不同，并不是所有桡骨远端骨折都适于掌侧锁定钢板固定。1998 年，Burke 和 Singer 首先描述了桡骨远端粉碎性骨折背侧钢板牵引治疗技术[3]。在某些情况下，这种技术的原理是韧带整复，对稳定和复位骨折很有效。同时可作为粉碎骨折块的背侧支撑。该技术也称为内部桥接钢板，

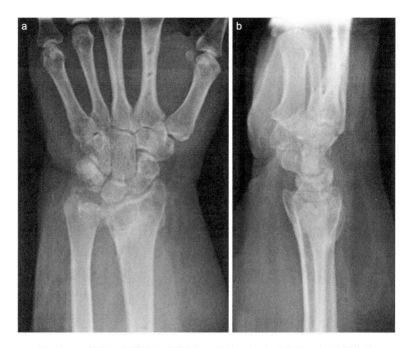

图 11.4　术后 4 个月取出钢板后 X 线片。(a) 正位片，(b) 侧位片

可用于桡骨远端高能量粉碎性骨折累及干骺端和骨干时[4]，多发伤患者合并下肢或骨盆骨折[5]，老年骨质量较差的患者[6]，甚至可用于治疗桡骨远端骨不连[7]。而很多这种情况曾使用外固定支架技术，而内部桥接钢板具有内固定的优点。

文献回顾

桡骨远端骨折采用桥接钢板治疗最早由 Burke 和 Singer 在 20 世纪 90 年代末提出[3]。他们从第四间室打开手腕背侧并采用 9 孔 3.5 mm 动态加压钢板固定桡骨远端与第三掌骨轴近端。其适应证是除关节外骨折和掌侧剪切型损伤以外的任何移位和粉碎的桡骨远端骨折。使用额外的克氏针固定移位的关节碎片。常规在术后 8 ~ 10 周取出钢板。仅有一个个案报道，没有反射性交感神经营养不良的报道，也没有任何结果数据。

另一种内部牵引钢板技术是由 Becton 等描述，在钢板远端固定于第二掌骨而不是第三掌骨[8]。相对在 Burke 和 Singer 技术的背侧第四间室，钢板放在背侧第二间室。在早期他们使用背侧入路，但后来改为做两个较小的切口，其中一个切口位于第二掌骨，另一个在桡骨干近端，通过第二间室逆行放入。术中使用 3.5 mm Biomet（Warsaw，IN）特制背侧桥接钢板固定。他们报道了来自 6 位医生的 35 例病例的结果，没有发现一例反射性交感神经营养不良。有 2 例并发症报道，1 例患者发生掌骨经螺钉孔的骨折和 1 例患者掌骨螺钉松动。这 2 例桡骨远端骨折最终骨性愈合。

当使用外固定支架治疗粉碎移位的桡骨远端骨折时，并发症发生率高达 62%[9]，Chhabra 等[10]对内牵引钢板与外固定支架进行生物力学比较。采用丙烯杆模型模拟不稳定桡骨远端骨折，他们比较了两种作为桥接钢板的市售的两种金属钢板和三种常用的外固定支架。结果表明，在轴压作用下，桥接钢板在拉伸、压缩和横向弯曲过程中比外固定支架具有更强的刚性。而在前后弯曲过程中，外固定支架的刚度更大。他们的结论是，使用桥接钢板有助于防止背侧塌陷，其背侧支撑作用强于背侧桡骨远端钢板。

桡骨远端高能量骨折累及干骺端及骨干时，外固定支架可能无法提供足够的稳定性[4]。Ruch 等基于这样的认识，使用背侧桥接钢板固定治疗桡骨远端骨折 22 例，总体效果良好[4]。他们采用三切口技术将钢板远端固定在第三掌骨上，第三切口位于 Lister 结节上方。借助第三个切口，可行干骺端植骨或辅助固定。在他们的研究中，接受骨移植有 11 例。平均术后 124 天移除钢板。最终随访时，平均屈曲 57°，伸展 65°，旋前 77°，旋后 76°。在 6 个月时 DASH 评分为 34 分，1 年时为 15 分，最终随访时 11.5 分。这些结果显示在多发伤患者，桥接钢板的固定能够立即负重，有助于转运。也可以早期恢复工作。当移除桥接钢板后，腕关节功能恢复良好，少有遗留残疾。

Hanel 等回顾分析桥接钢板的适应证，主要是高能量桡骨远端骨折累及干骺端和骨干者，多发患者需要早期立即活动时[5]。他们用固定在第二掌骨上的桡骨远端桥接钢板治疗 62 例患者，首先使用 22 孔 2.4 mm 下颌骨重建板（Synthes，Paoli，PA），后使用 Synthes 专门设计的 20 孔 2.4 mm 桡骨远端桥接钢板。术后平均 112 天移除钢板。所有病例均在术后 1 年内腕关节活动度恢复。所有骨折愈合，没有出现关节台阶大于 2 mm 或桡尺远侧关节不稳定。无术后过度僵硬或交感神经营养不良的病例。1 例患者由于职业压力不同意移除钢板，在术后 16 个月内植物断裂，继发桡侧腕短伸肌（ECRB）断裂。

为了确定近端和远端螺钉的数量，Wolf 等在桡骨远端骨折的尸体模型进行检测[11]。在轴向载荷下屈伸时，将桡骨远端桥接钢板与外固定架进行比较，发现直径为 2.4 mm 的锁定钢板具有明显的稳定性。他们发现，远端和近端需要 3 个锁定螺钉即可达到稳定。

Richard 等分析桥接钢板固定老年桡骨远端粉碎性骨折患者，特别是 60 岁以上的患者效果[6]。术中使用 Ruch 等[4]和 Hanel 等[5]描述的手术技术。回顾性分析 33 例 60 岁以上的患者，平均年龄

70 岁。平均随访 47 周，所有骨折均已愈合。影像学上平均掌倾角 5°，平均尺骨阳性变异 0.6 mm。腕关节平均屈伸分别为 46° 和 50°，旋后和旋前分别为 79° 和 77°。最终平均 DASH 评分为 32 分。33 例合并手指僵硬，其中有 10 例需要肌腱松解。1 例合并复杂局部疼痛综合征。

　　最近，Mithani 等使用背侧桥接牵张钢板技术来治疗桡骨远端骨不连 [7]。在 8 例患者中，单独使用背侧桥接钢板固定或联用非跨越固定。平均 148 天取出钢板时，所有患者达到骨折愈合，最终随访时关节活动度、旋后和 DASH 评分均有显著改善。1 例患者合并持续性疼痛，最终需要腕关节融合术。

工作原理

　　本文报道 1 例多发性创伤合并下肢损伤的成年女性，既往合并病态肥胖。这次受伤使她无法早期负重，因此需要借助助行器尽早活动。因此，桥接钢板固定桡骨远端骨折非常重要，为她早期通过前臂承重创造了条件。同时避免了外固定支架固定时的钉道感染风险。钉道感染一旦发生，也许需在重症监护室长期停留。桡骨远端骨折内固定桥接技术是一种快速稳定桡骨远端骨折的有效方法，可使患者在损伤后早期肢体负重。

　　桡骨远端桥接钢板使用的适应证包括：

- 桡骨远端高能量关节内骨折累及干骺端和骨干。
- 伴有下肢或骨盆的多发伤患者，可以通过受伤的上肢早期活动。
- 老年桡骨远端关节内骨折，合并严重骨质疏松，无法进行刚性固定。
- 桡腕关节脱位时，替代外固定支架或石膏，为桡腕关节提供稳定性。

- 治疗桡骨远端骨折骨不连。

桡骨远端桥接钢板固定的禁忌证与手术的一般禁忌证相似，如患者临床状况不佳或活动性感染。需要特别注意的是，伴有第二、三掌骨中段骨折时，为手术禁忌证。

手术技术

患者仰卧，上肢外展置于可透 X 线的手术台。在上臂备止血带并充气，常规消毒铺巾。可根据需要使用大型或小型 C 臂机。按照 Hanel 等的 [5] 描述执行复位。通过向远端牵引示指和中指，恢复桡骨远端的长度。腕关节掌屈以纠正背侧半脱位，腕关节旋前纠正背侧旋后移位畸形。C 臂机透视确认关节面解剖复位。在示指和中指上放置无菌手指套，手掌旋前位持续纵向牵引，牵引重量 10 磅。

桥接钢板放置之前，使用 1.6 mm 或 2.0 mm 的克氏针，从桡骨茎突向近端内侧桡骨干打入临时固定。这可以经皮或通过腕关节桡侧纵向切口完成。桡侧切口位于桡骨茎突远端，注意保护桡神经浅支。在 C 臂机透视下确认克氏针的位置。

我们使用 Synthes（Paoli, PA）为桥接钢板固定技术设计的特定的桡骨远端 2.4 mm 钢板。在联合孔的近端和远侧允许放置锁定和非锁定螺钉。钢板末端为锥形尖端，方便第二伸肌间室滑动放入。然而，也有人使用 12～16 孔 3.5 mm 的动态加压钢板 [3, 4]。体积较大的钢板需要放在第三掌骨。借助开放切口，其近端固定于背侧第四间室相应的皮质。而体积较小的锥形钢板在远端可以放在第二掌骨干，其近端滑动通过背侧第二间室，固定于相应的骨皮质。将锥形钢板置于皮肤之上，并使用 C 臂机确定第二掌骨和桡骨干的正确位置，在皮肤上标记出来。然后在第二掌骨基底部做一个 4 cm 的切口。注意保护和牵开桡神经感觉支。桡侧腕长伸肌（ECRL）和桡侧腕短伸肌（ECRB）的止点分别位于第二和第三掌骨的基底部。第二个切口 4~5 cm，在拇短伸肌和拇短展肌起点近端，作为钢板桡骨干入口。切口与 ECRL 和 ECRB 肌腹方向一致，在这些肌肉之间显露桡骨干。

然后将桡骨远端桥接钢板从近端切口插入，经桡侧腕长伸肌（ECRL）和桡侧腕短伸肌（ECRB）之间穿过第二间室的底部，从近端到远端，直到在远端切口可见。钢板位于骨膜外，第二背侧间室内。如果远端不能通过钢板，则可逆行通过第二间室，用导向器或导丝将其引导至远端切口。也可以在 Lister 结节上做第三个切口，打开第二间室，在直视下通过钢板。

C 臂机透视确定钢板位于掌骨干和桡骨干的中心后，将 2.7 mm 非锁定皮质螺钉通过钢板最远端孔固定于第二掌骨。必须明确螺钉位于掌骨骨干中心，以防止手与桡骨干出现旋转移位。还需要注意的是，第一个固定螺钉是非锁定螺钉，以保证钢板完全贴服骨面。在钢板最近端放置螺钉之前停止牵引，以避免桡腕关节过度分离。另外一个 2.7 mm 皮质非锁定螺钉放置在桡骨干最近端的孔，同样使钢板贴服到骨面。然后分别将 2 枚 2.7 mm 的锁定螺钉放置在钢板近端和远端。钢板每端至少 3 枚螺钉。

根据骨折愈合情况，以 Lister 结节为中心的第三个背侧切口（如果以前做过），可用于复位残存移位的关节骨块，或在必要时干骺端植骨。钢板中部的三个孔位于桡骨远端干骺端之上，如果需要，可以用它们来固定游离的干骺端或关节面骨块。然后用 C

臂机透视确定复位满意。克氏针都要切断并埋在皮肤下面。然后用无菌盐水冲洗伤口，用可吸收的皮下组织缝线和不可吸收的皮肤缝线逐层缝合。

　　然后检查桡尺远侧关节（DRUJ）在旋前和旋后位的稳定性。如果桡尺远侧关节是稳定的，术后前 2 周腕关节旋后位石膏固定。如果桡尺远侧关节不稳定，则首先复位桡尺远侧关节，在桡尺远侧关节近端由尺骨向桡骨横向打入 2 枚 1.6 mm 的克氏针，或开放修复三角纤维软骨复合体。

　　患者可以立即通过前臂负重使用助行器或拐杖。康复治疗也可以在术后不久开始手指的关节活动度训练。

　　术后 6 周可行克氏针拔除术。桡骨远端桥接钢板在骨折愈合 12 周后取出。门诊在局部麻醉或区域麻醉下移除钢板。沿原切口取出螺钉，然后通过远端切口滑动取出钢板。钢板取出不需制动，敷料包扎即可。

临床技巧

- 避免将钢板放置在第二掌骨过远的位置，钢板放置后需检查确保手指可完全屈曲，避免术后手指僵硬。
- 确保钢板放置在掌骨的中心，以防止手相对于桡骨干有旋转移位。
- 桡骨远端骨折的复位最好采用纵向牵引，掌屈，旋前。避免直接压迫腕管，必要时需行腕管松解术。
- 避免过度牵引桡腕关节，因为可能会限制术后手指运动并增加复杂局部疼痛综合征发生的风险。在近端固定桡骨干之前停止纵向牵引，以防止过度牵拉。

- 不要犹豫使用额外克氏针固定或应用植骨。

（Mark C. Shreve, Kevin J. Malone 著　　张　博 译　　郁　凯 审校）

参考文献

1. Court-Brown CM, Caesar B. Epidemiology of adult fractures: a review. Injury. 2006;37:691–7.

2. Graff S, Jupiter J. Fracture of the distal radius: classification of treatment and indications for external fixation. Injury. 1994;25 Suppl 4:S-D14-25.

3. Burke EF, Singer RM. Treatment of comminuted distal radius with the use of an internal distraction plate. Tech Hand Up Extrem Surg. 1998;2:248–52.

4. Ruch DS, Ginn TA, Yang CC, Smith BP, Rushing J, Hanel DP. Use of a distraction plate for distal radial fractures with metaphyseal and diaphyseal comminution. J Bone Joint Surg Am. 2005;87:945–54.

5. Hanel DP, Lu TS, Weil WM. Bridge plating of distal radius fractures: the Harborview method. Clin Orthop Relat Res. 2006;445:91–9.

6. Richard MJ, Katolik LI, Hanel DP, Wartinbee DA, Ruch DS. Distraction plating for the treatment of highly comminuted distal radius fractures in elderly patients. J Hand Surg Am. 2012;37:948–56.

7. Mithani SK, Srinivasan RC, Kamal R, Richard MJ, Leversedge FJ, Ruch DS. Salvage of distal radius nonunion with a dorsal spanning distraction plate. J Hand Surg Am. 2014;39:981–4.

8. Becton JL, Colborn GL, Goodrich JA. Use of an internal fixator device to treat comminuted fractures of the distal radius: report of a technique. Am J Orthop (Belle Mead NJ). 1998;27:619–23.

9. Weber SC, Szabo RM. Severely comminuted distal radial fracture as an unsolved problem: complications associated with external fixation and pins and plaster techniques. J Hand Surg Am. 1986;11:157–65.

10. Chhabra A, Hale JE, Milbrandt TA, Carmines DV, Degnan GG. Biomechanical efficacy of an internal fixator for treatment of distal radius fractures. Clin Orthop Relat Res. 2001;393:318–25.

11. Wolf JC, Weil WM, Hanel DP, Trumble TE. A biomechanic comparison of an internal radiocarpal-spanning 2.4-mm locking plate and external fixation in a model of distal radius fractures. J Hand Surg Am. 2006;31:1578–86.

第12章

经皮克氏针及外固定治疗桡骨远端骨折

病例

患者女性，48 岁，摔倒时伸手撑地导致右腕受伤。既往体健，否认骨折或任何病史。患者腕部肿胀明显，腕部因疼痛而活动受限。腕部严重畸形。皮肤完好无损，否认指尖麻木和刺痛。

体格检查

体格检查显示桡骨远端有显著的压痛，没有明显肘部疼痛或压痛。手指稍肿胀，但触诊没有明显压痛，手指因疼痛而活动受限，皮肤是完整的，手指有正常的感觉和毛细血管再充盈。

诊断研究与诊断

前后位（AP）和侧位 X 线片（图 12.1a, b）提示：桡骨远端骨折移位同时向背侧成角。从前后位的 X 线片看，桡骨存在明显的短缩，应得到重视。此外，桡骨尺偏角减小。虽然是关节内骨折，但桡腕关节的关节面台阶很小。

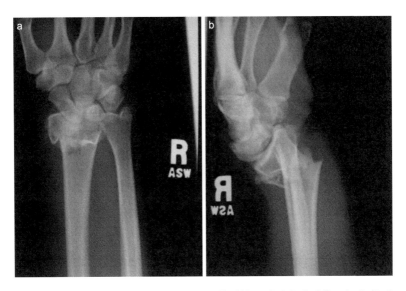

图 12.1　女性，48 岁，右利手。摔倒时伸手撑地导致右腕受伤。（a）前后位和（b）侧位片显示，桡骨远端关节内骨折合并向背侧成角

治疗方案

　　这种损伤的治疗方案包括非手术治疗和手术治疗。根据骨折的类型，大多数医生都会同意复位是必需的。在急诊的情况下，首要的考虑是进行闭合复位。这一病例也进行了复位。但夹板无法充分维持复位。手术如何维持复位是下一步讨论的重点。可考虑采用不同的固定方法，包括切开复位内固定，使用掌侧锁定钢板，特定骨块固定或背侧钢板固定。另外，可以考虑用背侧跨关节钢板固定骨折。最后，闭合复位和克氏针结合外固定器的应用是另一种选择。

治疗选择（图12.2a, b）

在仔细考虑及讨论了所有手术方案后，选择了最后一种方案对患者进行了手术。局部麻醉成功后常规消毒铺巾，显露手臂、腕及手。透视有助于可视下复位和内植物的放置。示指和中指被放置在无菌的指套中，给予10～15磅的牵引力。然后对骨折进行复位，纠正背侧成角，恢复桡骨远端与桡骨干的对线。使用3枚0.054英寸的克氏针（K针）从桡骨茎突至桡骨干固定，使骨折得到充分的复位。跨腕关节的外固定架协助维持复位，在桡骨背侧面沿前臂-腕-手方向，分别在第二掌骨打入2枚3 mm外固定螺针；在桡骨干打入2枚4 mm外固定螺针。透视明确复位充分、外固定架的位置及腕关节的适当牵引。在外固定结束后，手指可进行被动屈曲。

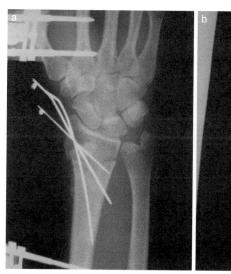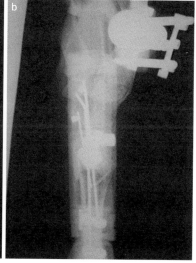

图12.2 （a）前后位和（b）侧位片显示外固定架和克氏针固定

临床病程与结果

固定后，针部用三溴酚铋覆盖，敷料夹板辅助固定。术后鼓励手指活动。术后前臂夹板固定 2 周，每天进行针道护理，禁止患肢负重练习。术后 6 周在门诊去除克氏针和外固定器。同时继续夹板固定，开始腕关节主动活动。当腕关节活动恢复后，术后 10 周开始进行力量和可耐受的主动活动锻炼。术后 1 年，患者腕关节屈伸均为 70°，对侧均为 80°。桡偏与尺偏角度双侧相似，分别为 10° 和 40°。右手和左手的握力分别是 22 kg 和 24 kg，DASH 评分是 11 分。术后 1 年 X 线片如图 12.3a，b 所示。

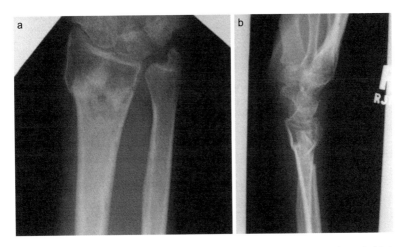

图 12.3 （a）前后位和（b）侧位显示 1 年后骨折愈合和力线良好。患者活动无明显疼痛，并恢复到损伤前的活动水平

文献回顾与讨论

　　桡骨远端骨折非常常见，是急诊科第二常见骨折。虽然在骨质疏松和骨量减少人群中很常见，但损伤可以发生在所有年龄组。许多此类骨折可以通过闭合复位和制动固定进行非手术治疗。闭合复位不成功或复位不能维持的病例是手术复位和固定的指征。此外，功能要求较高的患者可能受益于更好的解剖复位，这可能需要外科手术干预。多年来，人们描述了各种外科治疗方法和技术。虽然随着锁定钢板技术、低切迹背侧钢板和骨块特殊固定的出现，外固定架和经皮克氏针固定的使用逐渐减少，但它仍是这些损伤的一种有价值的治疗技术选择。

　　外固定架和克氏针固定的适应证包括向背侧成角的关节内和关节外桡骨远端骨折闭合复位失败时，严重粉碎性桡骨远端骨折、开放性骨折和腕关节骨折脱位。掌侧成角的骨折（如 Smith 骨折、掌侧 Barton 骨折和累及月骨关节面的骨折类型）使用克氏针和外固定架固定和维持复位更加困难。其他相关禁忌证包括患者厌恶外部固定器的存在或患者依从性差或缺乏返回随访治疗的意愿。

　　目前有多种不同类型的外固定架，包括单边和多平面支架。此外，绝大多数为跨桡腕关节，也有不跨关节固定的外固定架。非桥接腕关节外固定的优点是可以允许腕部活动，通常限于关节外骨折且骨质量较好的患者。对于广泛粉碎性或骨质疏松性骨折患者，首选桥接腕关节外固定架。

　　多种因素会增强或影响外固定装置的强度和刚度。针的尺寸影响强度，带有较长螺纹、锥形设计和部分螺纹的半针可降低失败风险。针的放置也会影响固定器的稳定性。置入更多的针，置针点靠近骨折线，增大固定针的间距都会增加结构的刚度。固定杆的对线、尺寸和位置也会影响到固定架。更大直径的固定杆，将固定杆贴近于骨质，固定杆的堆叠，以及多个平面的固定杆都会增加外固定的强度。

外固定治疗效果良好。Cooney 等描述了 60 例外固定架治疗的结果，发现 92% 的患者无疼痛，89% 的患者无畸形[1]。作者总结，90% 的病例取得了良好或极好的结果。

一些研究探讨了使用外固定架时，给予植骨。Leung 等回顾了 100 例桡骨远端骨折使用外固定结合髂骨植骨治疗的疗效，平均随访时间为 20 个月。患者治疗方式相同，3 周后取下外固定架。腕关节平均活动度，屈曲与背伸都分别为大于 60° 和 60°。另外，对 X 线参数的维持也很好。Cannegieter 和 Juttmann 前瞻性分析 32 例 Colles 骨折采用外固定器和松质骨植骨的结果[3]。其中外固定架固定 5 周。术后平均随访 3 年，所有患者均有满意的功能，无疼痛，患者对结果均满意。然而，5 名患者在影像学检查中发现了骨不连，7 例患者出现复杂区域疼痛综合征。

许多研究表明，克氏针加外固定比单纯外固定效果更好。Fernandez 和 Geissler 对 40 例病例进行回顾性分析，发现单纯外固定无法实现或维持解剖复位，而补充克氏针固定后可获得良好的影像学和临床效果[4]。Trumble 等分析了单独使用克氏针与联合外固定的患者的结果。作者注意到，老年患者，掌侧、背侧粉碎性骨折的患者在联合外固定治疗时效果更好[5]。Lin 等对 20 例单纯外固定架治疗与 36 例外固定架联合克氏针治疗的患者进行了回顾性分析，发现外固定加克氏针组临床及影像学结果均优于对照组[6]。

在过去的 20 年里，有几项关于外固定与其他治疗方法的比较研究。许多最近的研究比较了外固定与掌侧锁定钢板。Wright 等报道了采用掌侧钢板与外固定架治疗桡骨远端骨折的经验[7]。在平均近 4 年的随访期间，两组患者 DASH 得分相似。虽然切开复位内固定（Open Reduction and Internal Fixation, ORIF）组的影像学参数优于外固定组，但外固定治疗的患者在运动和力量方面更好。Rizzo 等对 41 例掌侧锁定钢板患者与 14 例外固定患者进行了至少 2 年随访的类似比较[8]，ORIF 组的 DASH 评分、尺偏角和掌倾角均优于对照组。然而到最终的评估时，各组之间的疼痛、握力和关节活动度（ROM）是相似的。

　　最近，有一些前瞻性研究比较了组间的结果。Egol 等前瞻性随机分组 88 例患者进行外固定或掌侧锁定钢板固定[9]。虽然 ORIF 组早期 ROM 更好，但在 1 年后，这种收益随着时间的推移而减少。此外，两组间无临床、功能或影像学差异。作者的结论认为治疗上没有明显的优劣，但外固定组需要更少的再手术。Kreder 等报道了一项外固定和 ORIF 疗效的前瞻性研究，该多中心研究包括 179 名患者，他们被随机分为 ORIF 组和外固定组[10]。随访 2 年，结果显示组间疼痛和活动度均有类似改善。有趣的是，外固定组有较好的功能结果和较早恢复功能。最后，Rozental 等前瞻性分析了 ORIF 掌侧锁定钢板与经皮克氏针结合外固定或石膏的疗效[11]。22 例患者行闭合复位固定，23 例应用切开复位掌侧钢板固定治疗。ORIF 组在术后 6 周、9 周和 12 周的 DASH 评分和运动能力都更好。然而，在术后 1 年，两组之间的结果是相似的。他们的结论是，虽然 ORIF 应用掌侧锁定钢板治疗的患者短期内有望取得更好的效果，但这两种方法都是治疗桡骨远端背侧成角骨折的有效方法。

临床技巧 / 提示

技巧

- 一般来说，有两种方法使用克氏针结合外固定架：(1) 最初使用克氏针固定 +/– 植骨，进行骨折复位，然后应用外固定架跨关节固定和维持复位；(2) 首先跨关节外固定架固定骨折，然后复位，克氏针固定 +/– 植骨。我们更倾向于 (1)。

- 较常见的克氏针位置包括：(1) 桡骨茎突克氏针（通常为 0.054 或 0.062 英寸）；(2) Kapandji 针从桡骨背侧插入骨折线，瞄准近端支撑复位（0.054 或 0.062 英寸）；(3) 自茎突的固定软骨下骨克氏针（0.045 英寸克氏针）。

- 首先进行桡骨茎突克氏针固定是最好的，克氏针"扇形分布"或分开置入，使茎突与桡骨近端骨干连接，有助于加强结构的稳定性。

- 在桡骨茎突上做小切口，可以在固定时安全地避开桡神经浅支。

- 此外，在打入导针时，将动力置于振荡模式将减少软组织中损伤神经的风险。

- 透视有助于确认复位情况和针的位置。

- 由于软骨下骨克氏针固定在桡骨茎突处，因此最好在固定和复位茎突后放置。

- Kapandji 针法通常用两根针来固定效果最好，在第四伸肌间室的两侧分别固定。

- 如何安全地进行外固定架远端固定
  - 用高速、低扭矩钻头预钻孔，使钉具有更好的稳定性；
  - 做第二掌骨的桡背侧切口，可以看到桡神经浅支；

　　- 将近端钉打入第三掌骨可增加稳定性，因为掌骨近端的骨质
　　　比掌骨干部强度更差。
- 如何安全地进行外固定架近端固定
　　- 切口距桡腕关节 8 ~ 10 cm 处，显露软组织，保护肌腱和桡
　　　神经；
　　- 在 ECRB 和 ECRL 之间置钉，以避免损伤 / 刺激桡神经浅支，
　　　桡神经浅支从肱桡肌下发出；
　　- 预钻孔可以帮助避免热坏死（尤其是年轻患者），从而减少
　　　针松动的风险。
- 无张力闭合外固定针伤口。
- 在放置外固定器连接杆 / 设备之前，关闭皮肤切口，以避免操
　作困难。
- 即使在有固定架的情况下，也需要用夹板固定手腕。热塑夹板
　可以方便钉道护理，也有助于结构支撑，最小化外固定钉的
　微动。
- 采用背侧植骨可为骨折提供结构支撑，并可帮助维持复位。

提示

- 避免单独使用外固定架（无额外的克氏针固定），因为与外固
　定结合克氏针固定相比，它很难维持复位 [5, 12]。
- 避免固定器过度牵拉。确保手指完全被动活动时能够避免过度
　牵拉的发生。此外，摄片应显示出桡腕关节和中腕关节之间的
　距离相等。
- 避免手腕过度屈曲和尺偏。可调外固定支架有助于在复位后重
　新调整腕关节位置。
- 针孔引流可导致严重感染。这可以通过夹板、良好的针道护理

和密切观察来避免。

总结

通过外固定和经皮克氏针不同形式的结合，仍然是桡骨远端不稳定骨折有价值的外科治疗方法。正确理解外固定支架的原理对于确保可靠的结果和减少并发症至关重要。在适应证不断发展的同时，正确理解和使用这一技术将提升外科医生更好地处理这种常见损伤的能力。

（ Laura W. Lewallen, Marco Rizzo 著　刘俊阳 译　虞　佩 审校 ）

参考文献

1. Cooney 3rd WP, Linscheid RL, Dobyns JH. External pin fixation for unstable Colles' fractures. J Bone Joint Surg Am. 1979;61(6A):840–5.
2. Leung KS, Shen WY, Tsang HK, et al. An effective treatment of comminuted fractures of the distal radius. J Hand Surg [Am]. 1990;15(1):11–7.
3. Cannegieter DM, Juttmann JW. Cancellous grafting and external fixation for unstable Colles' fractures. J Bone Joint Surg Br. 1997;79(3):428–32.
4. Fernandez DL, Geissler WB. Treatment of displaced articular fractures of the radius. J Hand Surg [Am]. 1991;16(3):375–84.
5. Trumble TE, Wagner W, Hanel DP, et al. Intrafocal (Kapandji) pinning of distal radius fractures with and without external fixation. J Hand Surg [Am]. 1998;23(3):381–94.
6. Lin C, Sun JS, Hou SM. External fixation with or without supplementary intramedullary Kirschner wires in the treatment of distal radial fractures. Can J Surg. 2004;47(6):431–7.
7. Wright TW, Horodyski M, Smith DW. Functional outcome of unstable distal radius fractures: ORIF with a volar fixed-angle tine plate versus external fixation. J Hand Surg [Am]. 2005;30(2):289–99.
8. Rizzo M, Carothers JT, Kaat BA. Comparison of locked volar plating versus pinning and external fixation in the treatment of unstable intraarticular distal radius fractures. Hand. 2008;3(2):111–7.
9. Egol K, Walsh M, Tejwani N, et al. Bridging external fixation and supplementary Kirschner-wire fixation versus volar locked plating for unstable

fractures of the distal radius: a randomised, prospective trial. J Bone Joint Surg. 2008;90(9):1214–21.

10. Kreder HJ, Hanel DP, Agel J, et al. Indirect reduction and percutaneous fixation versus open reduction and internal fixation for displaced intra-articular fractures of the distal radius: a randomised, controlled trial. J Bone Joint Surg Br. 2005;87(6):829–36.

11. Rozental TD, Blazar PE, Franko OI, et al. Functional outcomes for unstable distal radial fractures treated with open reduction and internal fixation or closed reduction and percutaneous fixation. A prospective randomized trial. J Bone Joint Surg Am. 2009;91(8):1837–46.

12. Sanders RA, Keppel FL, Waldrop JI. External fixation of distal radial fractures: results and complications. J Hand Surg [Am]. 1991;16(3):385–91.

第13章
尺骨茎突骨折伴桡尺远侧关节不稳定

病例

患者男性，27 岁，左利手。从卡车车厢摔下，左手伸直着地。最初的影像学资料显示桡骨远端骨折伴尺骨茎突骨折。后前位片显示，桡骨远端粉碎性骨折，关节面压缩，伴有尺骨茎突基底部骨折（图 13.1）。尺骨茎突骨折向桡侧移位超过 2 mm。侧位片显示轻度掌侧成角（图 13.2）。曾在急诊室接受骨折复位夹板固定。

患者接受桡骨远端骨折切开复位和掌侧锁定钢板固定。术中 ballotment 测试发现桡尺远侧关节（distal radioulnar joint，DRUJ）不稳定。采用张力带技术对尺骨茎突骨折进行切开复位内固定。术中再次测试，证实桡尺远侧关节（DRUJ）稳定（图13.3）。

背景

50% ~ 65% 的桡骨远端骨折伴发尺骨茎突骨折。它们对功能和临床结果的影响尚不清楚。一些研究报道，相关的尺骨茎突骨折可能不会对解剖、放射学或功能结果产生影响 [1-6]。相比之

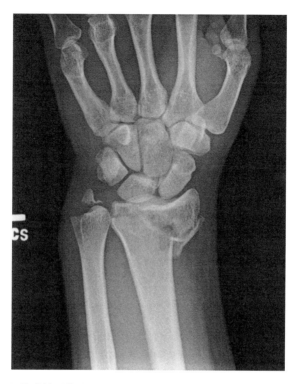

图 13.1　左前臂前后位（PA）X 线片，显示桡骨远端骨折压缩、粉碎，累及关节面，伴有尺茎突基底部骨折，向桡侧移位大于 2 mm

下，更多的研究表明，尺骨茎突骨折与桡尺远侧关节（DRUJ）不稳定和三角纤维软骨复合体（triangular fibrocartilage complex，TFCC）撕裂有关[7-9]。

桡尺远侧关节（DRUJ）不稳定影响 3%～37% 的桡骨远端骨折，可导致长期并发症，如前臂活动范围或力量下降，慢性尺侧腕部疼痛[7]。当桡骨远端骨折合并尺骨茎突骨折时，与 DRUJ 相邻的稳定结构需要引起关注。

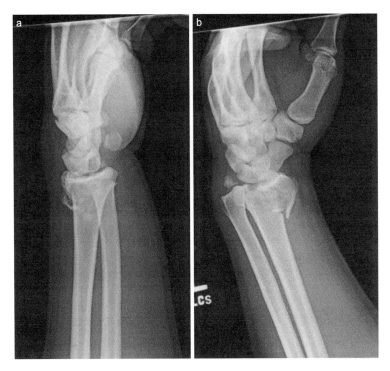

图 13.2 （a）侧位片：桡骨远端骨折伴轻度掌侧成角。（b）侧斜位片显示
尺侧茎突移位 3~4 mm，桡骨远端掌侧移位，关节面存在台阶

解剖学

　　尺骨是前臂活动的固定部分。桡尺远侧关节（DRUJ）不仅
为桡骨旋转提供半径，而且有一些轴向和平移运动。例如，在前
臂旋前时，桡骨相对尺骨轴向短缩和掌侧移位 [10, 11]。

　　桡尺远侧关节（DRUJ）的稳定性通过骨性结构和软组织稳
定结构提供。尺骨头的周径远小于乙状切迹，其骨性关节仅占稳
定性的 20% [12]。轴向和平移运动改变了尺骨头和乙状切迹之间的

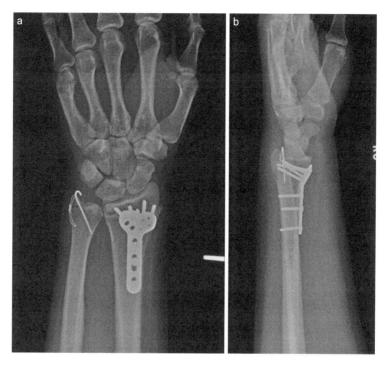

图 13.3　术后（a）前后位和（b）侧位 X 线片：桡骨远端骨折近解剖复位、掌侧钢板固定及尺骨茎突骨折张力带复位内固定

关节接触，限制了骨性结构在极端旋前或旋后时对桡尺远侧关节稳定性的作用。因此软组织对桡尺远侧关节（DRUJ）的稳定性起着非常重要的作用[11]。

TFCC 是桡尺远侧关节（DRUJ）的主要稳定结构[7, 13-15]。TFCC 的组成包括三角纤维软骨固有结构（关节盘）、类似半月板的结构（尺腕半月板）、尺侧副韧带、掌侧及背侧尺桡骨韧带、尺侧腕伸肌腱鞘[14]。二级稳定结构包括骨间膜、尺侧腕伸肌及其腱鞘、关节囊和旋前方肌[7, 14]。Palmer 和 Werner[15] 检测了

TFCC 对桡尺远侧关节（DRUJ）稳定性的作用。当 TFCC 切断时，前臂几乎处于任何位置都会出现桡尺远侧关节脱位。但旋前方肌和关节囊切断则没有出现这样的现象 [15]。在 TFCC 中，掌侧及背侧尺桡骨韧带承担很大一部分的稳定性 [11]。尺桡骨韧带起源于乙状切迹的背侧和掌侧边缘，汇入尺骨茎突和中央凹的基底部。

尺桡骨韧带表面纤维止于尺骨茎突基底部，深部纤维止于中央凹 [7, 10, 14, 15]。旋前时，背侧尺桡骨韧带的表面纤维和掌侧韧带的深层纤维变得紧绷和约束关节。在旋后位中则相反 [7, 10, 11]。尺骨茎突的破坏可能导致 TFCC 的尺桡骨韧带的松弛，从而导致桡尺远侧关节（DRUJ）的不稳定。

桡尺远侧关节（DRUJ）不稳定

桡骨远端骨折常合并尺骨茎突骨折，但其对功能及慢性不稳定性的影响尚不清楚 [16]。此外，7%～33% 的桡骨远端骨折后，TFCC 撕裂伴尺桡骨韧带损伤可导致 DRUJ 失稳 [3, 17]。Stoffelen 等 [9] 报道 272 例患者中有 13 例桡骨远端骨折后出现 DRUJ 不稳定。所有 13 例患者均发生尺骨茎突骨折。认为尺骨茎突骨折因影响桡尺远侧关节的功能，对桡骨远端骨折预后有负面作用 [9]。Oskarsson 等报道了 158 例桡骨远端骨折的非手术治疗结果，发现尺骨茎突骨折比关节受累更能预测不稳定 [8]。May 等 [7] 描述了尺骨茎突骨折的类型和特征，包括骨折块的大小和移位，以确定当桡骨远端骨折时，其对桡尺远侧关节（DRUJ）不稳定性的影响。在 1 年的随访中，作者对 166 例桡骨远端骨折进行回顾性分析，以确定尺骨茎突骨折对预后的潜在负面影响。结论是尺骨茎突骨折累及基底或移位超过 2 mm 是 DRUJ 失稳的危险因素，而不单单因为尺骨茎突骨折本身[7]。

　　Kim 等[16]前瞻性研究 138 例掌侧锁定加压钢板进行切开复位刚性固定的桡骨远端骨折患者，发现腕部功能与尺骨茎突骨折的高低或移位大小之间无显著相关性。桡骨远端骨折稳定固定后的患者伴发尺骨茎突骨折对腕关节功能或 DRUJ 稳定性无明显不良影响。桡骨解剖复位固定后，尺骨茎突骨折的间接复位无明显差异。然而，维持桡骨远端骨折的解剖复位是尺骨茎突骨折非手术治疗的先决条件[16]。

尺骨茎突骨折不愈合的结果

　　大约 25% 的尺骨茎突骨折在不治疗的情况下无法实现骨愈合[1, 7]。同时，不愈合对功能结果的影响尚不清楚。Tsukazaki 和 Iwasaki[18]报道 17 例桡尺远侧关节（DRUJ）不稳定患者中尺骨茎突骨折不愈合有 13 例。1996 年，Hauck 等[19]根据茎突骨折的位置对尺骨茎突骨折不愈合进行了分类。推荐对于尺骨茎突骨折累及桡尺远侧关节出现半脱位，也就是 2 型尺骨茎突骨折，进行切开复位内固定[19]。

　　相反，多项研究表明桡骨远端骨折固定时，尺骨茎突不愈合并不影响腕部功能结果、尺侧腕部疼痛或 DRUJ 稳定性[1, 2, 20]。在 144 例患者的前瞻性队列研究中，Sammer 等[1]报道了桡骨远端骨折掌侧钢板固定后尺骨茎突骨折未处理的结果，术中确认了桡尺远侧关节（DRUJ）的稳定性。研究对象中有 61% 的人有茎突骨折，桡骨远端固定后 DRUJ 稳定的患者能够维持稳定。尺骨茎突骨折不愈合率为 68%，但尺骨茎突骨折的有无、大小、移位或愈合状态不影响功能评分或桡尺远侧关节（DRUJ）稳定性[1]。

Buijze 和 Ring[2] 报道了 36 例桡骨远端骨折伴尺骨茎突近半侧骨折的患者，经桡骨远端掌侧钢板固定后茎突骨折未修复，骨不连率为 56%。尺骨茎突骨折不愈合对腕关节功能、疼痛或上肢特异性健康状况无影响[2]。Kim 等对 91 例桡骨远端骨折伴尺骨茎突骨折的患者进行桡骨远端掌侧锁定钢板固定。尺骨茎突骨折愈合率为 21%，但功能结果、腕关节尺侧的疼痛或 DRUJ 稳定性无差异[20]。

手术技术

尺骨茎突的固定有很多种方法，包括克氏针、张力带钢丝、加压螺钉、变螺距无头螺钉、微型钢板和缝合锚钉。本章的病例采用张力带技术对其进行了固定。尺骨茎突骨折固定时通常采用掌侧切口，与尺侧腕伸肌腱平行。通过茎突尖端插入一根或两根斜的克氏针。一根 24 G 的张力带钢丝通过克氏针的顶端和尺骨颈部的孔形成 "8" 字固定[21]。

总结

桡骨远端骨折合并尺骨茎突骨折可能增加患者发生桡尺远侧关节（DRUJ）不稳定的风险。桡骨远端骨折解剖复位和掌侧钢板固定后，尺骨茎突骨折常间接自动复位，桡尺远侧关节（DRUJ）稳定。尺骨茎突骨折不愈合并不影响桡骨远端骨折的治疗效果。然而，较大的尺骨茎突基底部骨折或移位超过 2 mm 时可能需要尺骨茎突的切开复位和固定，因为其靠近稳定 DRUJ 的主要韧带。桡尺远侧关节（DRUJ）的不稳定可能导致慢性疼痛，活动范围减小，需要进一步的治疗来缓解。最重要的原则是评估常规桡骨远端固定后的桡尺远侧关节（DRUJ）稳定性，以确定是否处理伴发的尺骨茎突骨折。如果桡骨远端解剖固定后 DRUJ 保持稳定，则尺骨茎突很少需要固定。如果 DRUJ 仍不稳定，我们建议对尺骨茎突骨折进行切开复位内固定以达到稳定，减少发生长期并发症的风险。

（Nikhil R. Oak, Caroline N. Wolfe, Jeffrey N. Lawton 著

刘俊阳 译　虞　佩 审校）

参考文献

1. Sammer DM, Shah HM, Shauver MJ, Chung KC. The effect of ulnar styloid fractures on patient-rated outcomes after volar locking plating of distal radius fractures. J Hand Surg Am. 2009;34(9):1595–602.
2. Buijze GA, Ring D. Clinical impact of United versus nonunited fractures of the proximal half of the ulnar styloid following volar plate fixation of the distal radius. J Hand Surg Am. 2010;35(2):223–7.
3. Lindau T, Adlercreutz C, Aspenberg P. Peripheral tears of the triangular fibrocartilage complex cause distal radioulnar joint instability after distal radial fractures. J Hand Surg Am. 2000;25(3):464–8.
4. Lindau T, Hagberg L, Adlercreutz C, Jonsson K, Aspenberg P. Distal radioulnar instability is an independent worsening factor in distal radial fractures. Clin Orthop Relat Res. 2000;376:229–35.
5. af Ekenstam F, Jakobsson OP, Wadin K. Repair of the triangular ligament in Colles' fracture. No effect in a prospective randomized study. Acta Orthop Scand. 1989;60(4):393–6.
6. Souer JS, Ring D, Matschke S, Audige L, Marent-Huber M, Jupiter JB. Effect of an unrepaired fracture of the ulnar styloid base on outcome after plate-and-screw fixation of a distal radial fracture. J Bone Joint Surg Am. 2009;91(4):830–8.
7. May MM, Lawton JN, Blazar PE. Ulnar styloid fractures associated with distal radius fractures: incidence and implications for distal radioulnar joint instability. J Hand Surg Am. 2002;27(6):965–71.
8. Oskarsson GV, Aaser P, Hjall A. Do we underestimate the predictive value of the ulnar styloid affection in Colles fractures? Arch Orthop Trauma Surg. 1997;116(6–7):341–4.

9. Stoffelen D, De Smet L, Broos P. The importance of the distal radioulnar joint in distal radial fractures. J Hand Surg Br. 1998;23(4):507–11.

10. Sammer DM, Chung KC. Management of the distal radioulnar joint and ulnar styloid fracture. Hand Clin. 2012;28(2):199–206.

11. Ward LD, Ambrose CG, Masson MV, Levaro F. The role of the distal radioulnar ligaments, interosseous membrane, and joint capsule in distal radioulnar joint stability. J Hand Surg Am. 2000;25(2):341–51.

12. Huang JI, Hanel DP. Anatomy and biomechanics of the distal radioulnar joint. Hand Clin. 2012;28(2):157–63.

13. Shaw JA, Bruno A, Paul EM. Ulnar styloid fixation in the treatment of posttraumatic instability of the radioulnar joint: a biomechanical study with clinical correlation. J Hand Surg Am. 1990;15(5):712–20.

14. Palmer AK, Werner FW. The triangular fibrocartilage complex of the wrist–anatomy and function. J Hand Surg Am. 1981;6(2):153–62.

15. Palmer AK, Werner FW. Biomechanics of the distal radioulnar joint. Clin Orthop Relat Res. 1984;187:26–35.

16. Kim JK, Koh YD, Do NH. Should an ulnar styloid fracture be fixed following volar plate fixation of a distal radial fracture? J Bone Joint Surg Am. 2010;92(1):1–6.

17. Fujitani R, Omokawa S, Akahane M, Iida A, Ono H, Tanaka Y. Predictors of distal radioulnar joint instability in distal radius fractures. J Hand Surg Am. 2011;36(12):1919–25.

18. Tsukazaki T, Iwasaki K. Ulnar wrist pain after Colles' fracture. 109 fractures followed for 4 years. Acta Orthop Scand. 1993;64(4):462–4.

19. Hauck RM, Skahen 3rd J, Palmer AK. Classification and treatment of ulnar styloid nonunion. J Hand Surg Am. 1996;21(3):418–22.

20. Kim JK, Yun YH, Kim DJ, Yun GU. Comparison of united and nonunited fractures of the ulnar styloid following volar-plate fixation of distal radius fractures. Injury. 2011;42(4):371–5.

21. Adams BD. Distal radioulnar joint instability. In: Wolfe SW, editor. Green's operative hand surgery. 6th ed. Philadelphia: Saunders/Elsevier; 2011. p. 523–60.

第14章
桡骨远端骨折伴尺骨头与颈部骨折

病例

患者女性，52岁，右利手，家庭主妇，机动车交通伤。主诉右前臂远端疼痛，感觉存在。查体：右前臂远端尺侧缘有一个长3 cm的伤口，骨质外露，周围软组织覆盖良好，神经血管检查无特殊。影像学检查（图14.1a, b）显示桡骨远端发生粉碎性关节外骨折（AO分型：A3型），Gustilo-Anderson Ⅱ型的开放性尺骨颈骨折（Q2型）[1, 2]。患者无合并伤，高血压控制良好，急诊手术治疗。

文献回顾

桡骨远端骨折伴尺骨颈或尺骨头骨折约占桡骨远端骨折的6%。其中46%的患者出现桡尺远侧关节（DRUJ）异常[3]。这种骨折必须解剖复位和恢复桡尺远侧关节（DRUJ）的对应关系，以帮助恢复DRUJ的稳定和运动，尽量减少术后发生骨关节炎的风险。与正常力线相比，尺骨头掌侧移位畸形愈合的骨折导致旋前受限，而尺骨头背侧移位畸形愈合导致旋后受限。在这些骨折中，多达16%的患者可能发展为尺桡骨间的滑膜炎[3]。

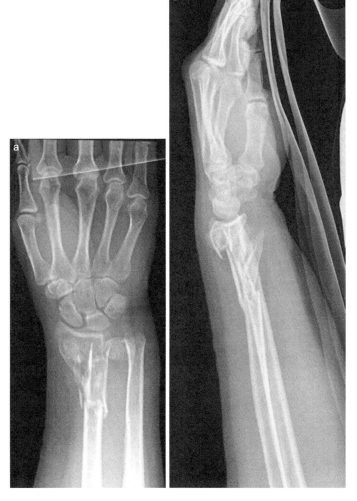

图 14.1　前后位（a）和侧位（b）X 线片显示桡骨远端关节外粉碎性骨折伴尺骨颈骨折

尺骨头与颈部骨折的分类采用改良 Q 分型。Q1 型骨折累及尺骨茎突基底部；Q2 型为简单的尺骨颈骨折；Q3 型为粉碎的尺骨颈骨折；Q4 型为尺骨头骨折；Q5 型为尺骨头合并尺骨颈骨折；Q6 型为更近端的尺骨干骨折[2]。

桡骨远端骨折合并尺骨头或干骨折可通过多种方法固定。桡骨远端骨折采用标准技术，如外固定或切开复位内固定（ORIF），而尺骨远端的固定可以通过多种方法完成。克氏针将尺骨远端骨块固定于骨干，但可能发生克氏针的刺激症状，增加感染的风险（图 14.2b）。克氏针固定受骨质量限制，有粉碎骨折难以维持复位的缺点[5]。

2004 年 Ring 等报道了采用沿尺侧缘的皮下髁钢板固定尺骨头与颈部骨折的效果[2]。虽然这种方法在 24 例患者中有 21 例取得了很好的效果，但有 7 例患者由于钢板的刺激症状而需要

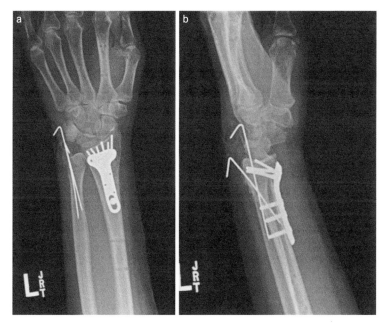

图 14.2　前后位（a）和侧位（b）X 线片显示采用掌侧锁定桡骨远端钢板和交叉克氏针固定桡骨远端骨折、尺骨茎突和颈部骨折

取出内固定物。手腕的功能活动度恢复为：掌屈平均 50°，背伸 52°，旋后 76°，旋前 64°，无 DRUJ 不稳定发生。

另一组系列报道使用锁定低切迹钢板进行尺骨头颈骨折的固定。所有患者的功能活动度的恢复与 Ring 等 [2] 报道的结果相似。2 例患者出现了短暂的尺侧感觉神经功能障碍，均得到完全缓解，无患者需要移除内固定 [5]。对于粉碎性尺骨骨折可采用 Bessho 等描述的双钢板双柱固定的方法进行治疗 [6]。

针对尺骨远端的特殊钢板已经被开发和评估。Lee 等采用桡骨远端钢板和尺骨钩钢板治疗桡骨远端骨折合并尺骨头／颈部骨折 25 例，平均随访 15 个月。到末次随访时，活动度为：掌屈 72°，背伸 69°，旋前 77°，旋后 82°，桡偏 24°，尺偏 35°。握力的测量结果为对侧的 80% ~ 91%。无桡尺远侧关节不稳定；但 4 例患者因延迟愈合需要再次植骨。DASH 评分平均为 14 分，改良 Mayo 腕部评分为 87 分 [7]。Geissler 等在非粉碎性骨折中将尺骨远端钢板放置在掌侧，以减少尺侧皮肤的刺激，效果良好。钢板必须放在桡尺远侧关节近端，因尺骨远端 270° 的范围内全部被软骨覆盖，所以螺钉必须有效固定在尺骨头骨块内，避免穿入下尺桡切迹内后导致旋前及旋后时的撞击 [2, 8]。在考虑钢板掌侧放置时，应仔细测量螺钉长度，避免螺钉尖端留在尺侧腕伸肌（ECU）腱沟内，这可能会刺激尺侧腕伸肌腱。

Gschwentner 等报道了尺桡骨远端骨折在桡骨采用切开复位内固定（ORIF）后，尺骨采用 ORIF 或闭合复位伴／不伴克氏针固定的比较研究。结果显示，闭合复位组掌屈背伸范围为 114°，旋前旋后范围为 162°；而切开复位组则分别为 77° 和 107°。握力和疼痛无显著差异 [9]。在尺骨头或头下型骨折，切迹更低的克氏针固定与经钢板固定的克氏针均可获得稳定性[10]。

　　考虑到骨折碎片的大小和数量，粉碎严重的骨折可能不适合切开复位内固定（ORIF）。在这些情况下，关节置换或尺骨头切除是必要的。虽然已经有关节置换术的数据[11]，但文献数据更支持一期尺骨头切除术[12-15]。在一项 15 例患者平均随访 5.8 年的报道中，术中桡骨远端骨折行外固定治疗和（或）切开复位内固定，一期切除尺骨头。密封修复的骨膜袖套和 TFCC 复合体恢复稳定的桡尺远侧关节及尺腕关节。与健侧相比，伤侧活动度达到或超过健侧的 85%，握力为 88.6%。无桡尺远侧关节（DRUJ）不稳定或尺腕关节的半脱位[14]。

　　在一项平均年龄 62 岁的 11 例患者的报道中，平均随访 42个月，术中经尺背侧切口切除尺骨远端骨折同时行尺侧腕伸肌腱固定残端。术后随访无失稳病例，7 例疗效为优，4 例为良。握力平均达到对侧的 90%，掌屈背伸范围为 105°，旋前旋后范围为 158°。70 岁以上老年患者即刻切除尺骨远端骨折块，也取得了相似的结果，仅在握力方面，降低至健侧的 69%[15]。

　　尺桡骨远端骨折的平面也可以预测 DRUJ 的不稳定性。远端骨间韧带和远端斜束的变化也影响稳定性。Orbay 根据这些解剖因素以及观察到桡骨和尺骨骨折发生在远 / 近端或不同水平从而影响上述解剖结构[16]，提出了不稳定的分类。虽然我们可能不知道确切的软组织损伤类型，但我们可以准确地复位骨折和稳定DRUJ。其中桡骨远端应解剖复位。这包括纠正冠状面畸形，使软组织恢复合适的张力。尺骨远端也应解剖复位和稳定。如果DRUJ 不稳定仍存在，则考虑 TFCC 修复或尺骨茎突修复。或在旋后位，用克氏针或外固定支架固定桡骨和尺骨远端 4～6 周[17]。

决策

患者紧急送往手术室，进行冲洗和骨折清创术。伤口清创后有足够的皮肤闭合创面。手术计划是进行一期切开复位和内固定。其中桡骨远端的固定采用经桡侧腕屈肌腱鞘的入路。骨折复位后，放置掌侧锁定钢板作为"桥接钢板"跨越干骺端骨折粉碎区，稳定桡骨远端骨折块。

恢复桡骨正确的长度和力线后，再处理尺骨远端。沿尺侧向近、远端延伸延长切口。注意辨别和保护尺神经的背侧支。在尺侧腕屈肌（FCU）与尺侧腕伸肌（ECU）的间隙分离显露骨折端。复位尺侧头骨折块后，使用尺骨头钩板进行固定。经尺骨茎突逆向置入双皮质螺钉，骨折块间加压，非锁定螺钉将钢板固定在尺骨干上。在中立位和旋前旋后位检查桡尺远侧关节（DRUJ）稳定性。

根据骨折块的大小和骨质量选择内植物。如果远端骨折块完整，有效固定即可，无需关节置换术或切除。经皮克氏针固定时合并开放性损伤、创伤性软组织损伤及骨折块的大小等因素，可能增加术后并发症的风险，如围术期感染。尺骨远端骨折块足够大可行内固定治疗时，如果考虑置入多枚螺钉，尺骨头骨块体积仍有限，使用尺骨远端钩钢板辅以尺侧茎突逆向双皮质螺钉可进行有效固定。

术后长臂石膏夹板固定2周。术后第一次复诊时拆线，可拆卸支具继续固定，专业康复训练帮助恢复主动活动及范围。术后6周停止支具保护，增加腕关节活动范围及开始力量训练。伤后5个月最终评估时，尺桡骨远端骨折愈合良好（图14.3a, b），桡尺远侧关节稳定。患者可以完全握拳，旋前/旋后：50°/50°，

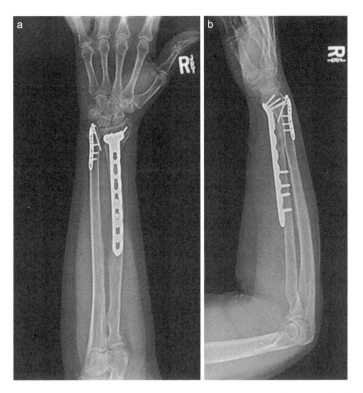

图 14.3　前后位（a）和侧位（b）X 线片显示尺桡骨远端骨折愈合良好

对侧：60°/60°，掌屈：50°，背伸：40°，桡偏：20°，尺偏：38°。

临床技巧

　　恢复尺桡骨的长度和力线对术后功能至关重要。我们通常倾向于先解剖复位桡骨和下尺桡切迹。桡骨掌尺侧的复位有助于恢复桡骨长度、冠状面力线及部分乙状切迹。在桡骨复位和固定后，腕关节镜手术塔的指套牵引维持肘关节屈曲 90° 和前臂中立位。此体位有利于采用内侧入路，也便于术中透视。自 FCU 和尺侧腕伸肌（ECU）肌腱之间分离进入，显露尺骨头和颈部。术中注意识别和保护尺神经的背侧支，因为这一结构的损伤可能导致术后麻木或神经瘤引起疼痛。

通过 FCU/ECU 间隙显露，可固定尺骨茎突、头或颈部，也可用于骨折线向近端延伸骨折的固定。正如 Geissler[8] 所述，借助这个切口可将钢板放置在掌侧。如果欲行切除尺骨头或进行初次关节置换术，切口远端可弧向背侧。如果关节面需要复位，可以通过背侧切口，沿第五伸肌腱鞘进行显露。近端关节囊在桡骨和尺骨之间切开，注意保护下尺桡背侧韧带。远端关节囊切口与尺骨成 90° 方向，在尺桡背侧韧带的近端，直至尺侧腕伸肌（ECU）肌腱。这个入路可广泛显露尺骨头、TFC 和乙状切迹。

克氏针可以帮助骨块的复位，也可以用于固定。在显露完成后，可在尺骨茎突的远端插入克氏针，以确定钢板最远端位置。同时，插入尺骨远端的克氏针作为撬棒可帮助复位和纠正尺骨头的正确旋转。作为参考，我们可在同一平面内触及尺骨茎突和鹰嘴。在获得准确的复位和力线后，可将克氏针打进尺骨近端或桡骨远端以稳定尺骨头骨折在复位后的位置。如果发现尺骨近端干部骨折不稳定，可将克氏针从尺骨干部打入至桡骨干以稳定骨块，避免过度的掌侧和背侧移位，使尺骨头更容易复位至稳定的尺骨干。克氏针平行固定尺桡骨可以帮助手术中获得复位，但如有可能的话，我们更愿意尝试坚强固定并去除克氏针。使用尺骨头钢板固定时，注意此时螺钉是单皮质固定的，因此锁定钢板螺钉结构会更有优势。

术后立即开始手指运动和消肿治疗。当尺骨和桡尺远侧关节（DRUJ）稳定后，腕关节的掌屈、背伸、旋前和旋后可在术后 10 ~ 14 天开始，或在第一次术后复查 X 线片和检查伤口时开始。当桡骨坚强固定后，如果担心桡尺远侧关节（DRUJ）或尺骨远端的稳定性，可前臂石膏中立位固定 3 ~ 4 周，也有助于尺桡骨远端的早期愈合。在初次夹板或石膏固定后，固定可让患者感到舒适直到恢复到正常的运动范围。当患者可完成旋前和旋后各 45° 无痛旋转，可去除支具。随着腕关节活动在功能范围内更加顺畅，逐渐增强力量训练。

（Kristofer S. Matullo，David G. Dennison 著

刘俊阳 译　虞　佩 审校）

参考文献

1. Gustilo RB, Anderson JT. Prevention of infection in the treatment of one thousand and twenty-five open fractures of long bones: retrospective and prospective analyses. J Bone Joint Surg Am. 1976;58(4):453–8.
2. Ring D, McCarty LP, Campbell D, Jupiter JB. Condylar blade plate fixation of unstable fractures of the distal ulna associated with fracture of the distal radius. J Hand Surg Am. 2004;29(1):103–9.
3. Biyani A, Simison AJ, Klenerman L. Fractures of the distal radius and ulna. J Hand Surg Br. 1995;20(3):357–64.
4. Ishikawa J, Iwasaki N, Minami A. Influence of distal radioulnar joint subluxation on restricted forearm rotation after distal radius fracture. J Hand Surg Am. 2005;30(6):1178–84.
5. Dennison DG. Open reduction and internal locked fixation of unstable distal ulna fractures with concomitant distal radius fracture. J Hand Surg Am. 2007;32(6):801–5.
6. Bessho Y, Okazaki M, Nakamura T. Double plate fixation for correction of the malunited distal ulna fracture: a case report. Hand Surg. 2011;16(3): 335–7.
7. Lee SK, Kim KJ, Park JS, Choy WS. Distal ulna hook plate fixation for unstable distal ulna fracture associated with distal radius fracture. Orthopedics. 2012;35(9):e1358–64.
8. Geissler WB. Management distal radius and distal ulnar fractures with

fragment specific plate. J Wrist Surg. 2013;2(2):190–4.

9. Gschwentner M, Arora R, Wambacher M, Gabl M, Lutz M. Distal forearm fracture in the adult: is ORIF of the radius and closed reduction of the ulna a treatment option in distal forearm fracture? Arch Orthop Trauma Surg. 2008;128(8):847–55.

10. Nemeth N, Bindra RR. Fixation of distal ulna fractures associated with distal radius fractures using intrafocal pin plate. J Wrist Surg. 2014;3(1): 55–9.

11. Grechenig W, Peicha G, Fellinger M. Primary ulnar head prosthesis for the treatment of an irreparable ulnar head fracture dislocation. J Hand Surg Br. 2001;26(3):269–71.

12. Pansard E, Chantelot C, Mares O. Fracture of the distal radius associated with an articular comminutive fracture of the distal ulna: treatment in emergency by osteosynthesis of the radius by volar locking plate for the radius and a resection of the distal end of the ulna: report of one case. Chir Main. 2011;30(1):69–72.

13. Ruchelsman DE, Raskin KB, Rettig ME. Outcome following acute primary distal ulna resection for comminuted distal ulna fractures at the time of operative fixation of unstable fractures of the distal radius. Hand (N Y). 2009;4(4):391–6.

14. Seitz Jr WH, Raikin SM. Resection of comminuted ulna head fragments with soft tissue reconstruction when associated with distal radius fractures. Tech Hand Up Extrem Surg. 2007;11(4):224–30.

15. Yoneda H, Watanabe K. Primary excision of the ulnar head for fractures of the distal ulna associated with fractures of the distal radius in severe osteoporotic patients. J Hand Surg Eur Vol. 2014;39(3):293–9.

16. Trehan SK, Orbay JL, Wolfe SW. Coronal shift of distal radius fractures: influence of the distal interosseous membrane on distal radioulnar joint instability. J Hand Surg Am. 2015;40(1):159–62.

17. Ruch DS, Lumsden BC, Papadonikolakis A. Distal radius fractures: a comparison of tension band wiring versus ulnar outrigger external fixation for the management of distal radioulnar instability. J Hand Surg Am. 2005;30(5):969–77.

第 15 章

桡尺远侧关节脱位与Galeazzi骨折

患者女性，57 岁，右利手。摔伤后诉左前臂疼痛伴活动受限。急诊摄片：桡骨干骨折，断端完全分离，移位大于100%桡骨干直径，伴短缩畸形，桡尺远侧关节（DRUJ）分离（图15.1）。桡骨骨折线距桡骨远端关节面中点距离大于 7.5 cm。对

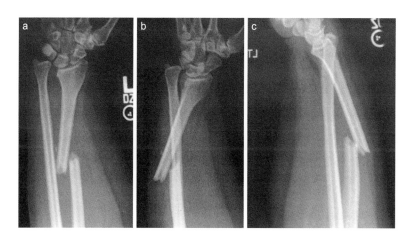

图 15.1 （a 和 b）X 线片显示左桡骨干部骨折，断端无接触，移位大于100％桡骨干直径。桡骨短缩，桡尺远侧关节（DRUJ）脱位。骨折远端与桡骨远端关节面中点距离大于 7.5 cm。（c）侧位 X 线片显示桡骨短缩，掌侧移位，导致 DRUJ 脱位

桡骨骨折的切开复位内固定后，对桡尺远侧关节稳定性进行评估。患者的桡骨长度恢复后，桡尺远侧关节也恢复稳定。术后 X 线片证实桡骨长度和 DRUJ 对位恢复（图 15.2）。术后接受专业的康复锻炼后，患者肘、腕关节和前臂的活动度完全恢复，无残留的功能障碍（图 15.3）。

背景

桡骨干骨折伴桡尺远侧关节脱位称为 Galeazzi 骨折。其发生

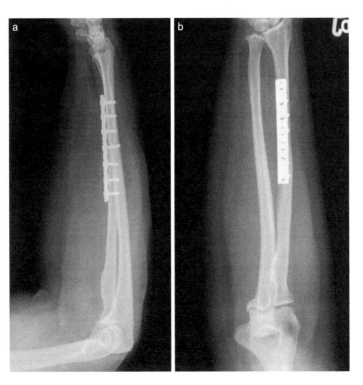

图 15.2 采用加压钢板解剖复位和固定桡骨骨折后，桡尺远侧关节（DRUJ）稳定性恢复。术后 X 线片（a、b）显示桡骨长度与 DRUJ 对位恢复

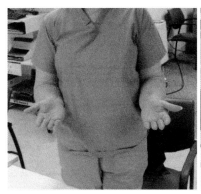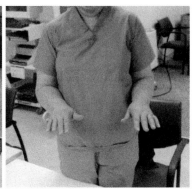

图 15.3　患者术后疼痛减轻，前臂旋前、旋后功能完全恢复

率较低，占所有前臂骨折的 3% ~ 7%[1]。这种骨折脱位非常不稳定，初诊时桡尺远侧关节脱位易漏诊[2]。桡尺远侧关节不稳定导致腕部疼痛，前臂旋转受限[3]。临床疗效的差强人意往往有医源性因素。尽管 Astley Cooper 医生是第一个描述这种骨折 - 脱位的人，他发现治疗这种类型骨折 – 脱位复位困难，维持复位也很棘手[4]。但它最后是以意大利米兰外科医生 Riccardo Galeazzi 的名字命名的[5]。1934 年，Galeazzi 通过对 18 例患者的临床资料的分析，对其发病率、临床表现、创伤机制和治疗进行了详细的阐述。应用闭合复位和夹板固定治疗 Galeazzi 骨折，复发性桡尺远侧关节脱位的发生率较高，是疗效欠佳的主要因素。Galeazzi 医生第一个认识到桡骨骨折短缩往往伴有同侧桡尺远侧关节脱位，认为治疗的关键是同时处理桡骨骨折和桡尺远侧关节脱位[6-10]。

解剖学和生物力学

尺骨头和桡骨远端乙状切迹构成桡尺远侧关节（DRUJ），参与前臂的旋前和旋后运动。稳定 DRUJ 的结构可以分为骨性稳定结构和软组织稳定结构。尺骨头和桡骨远端乙状切迹构成桡尺远侧关节骨性稳定结构，由于尺骨头的周径小于乙状切迹，因此骨性结构只占桡尺远侧关节稳定性的 20%[11]。在前臂旋转时持 DRUJ 稳定性的主要是关节周围软组织，包括静态和动态结构。其中包括三角纤维软骨复合体（triangular fibrocartilage complex，TFCC）提供的静态稳定作用及旋前方肌及骨间膜等提供的动态稳定作用。

生物力学实验发现三角纤维软骨复合体是维持桡尺远侧关节稳定性的主要结构。1984 年，Palmer 和 Werner[14] 测试了三角纤维软骨复合体结构完整性在维持桡尺远侧关节稳定性中的作用。当切断三角纤维软骨复合体时可导致桡尺远侧关节在前臂各个位置时的脱位。单纯切断旋前方肌和关节囊时，无桡尺远侧关节脱位发生 [14]。在三角纤维软骨复合体中，维持桡尺远侧关节稳定性的结构是背、掌侧的桡尺韧带。桡尺韧带分为深、浅两层，分别附着于尺骨小窝和尺骨茎突，当茎突基底骨折时易导致桡尺韧带止点受到损伤。前臂旋前时桡尺背侧韧带紧张，前臂旋后时掌侧韧带紧张 [6]。

骨间膜（interosseous membrane，IOM）是维持桡尺远侧关节稳定性的另一重要结构。骨间膜的作用是将载荷从桡骨传递到尺骨。骨间膜中央束是骨间膜中最坚强的部分，对维持前臂的旋转稳定起着重要作用 [6]。此外，当桡尺韧带和三角纤维软骨复合体损伤时，骨间膜对维持 DRUJ 的动力学至关重要 [15]。

分 型

　　Galeazzi 骨折脱位有许多的分类方法。一般认为其发生与伤时前臂伸直位，高能量损伤造成桡骨和腕关节直接轴向撞击有关。

　　前臂旋转时，尺骨相对固定，桡骨围绕尺骨旋转。根据盖氏（Galeazzi）骨折的定义，尺骨完整，桡骨相对于尺骨发生短缩移位。需要注意的是，在相关早期文献中，盖氏（Galeazzi）骨折的概念可能会被混淆为尺骨或者桡骨发生了移位。

　　1975 年，Dameron[16] 根据桡骨远端骨折的移位方向将其分为掌尺侧或尺背侧盖氏骨折。1987 年，Walsh 等 [17] 根据桡骨远端骨折的移位方向对盖氏骨折进行了分类，并分析了相应的创伤机制。在研究了桡骨远端向背侧移位（20 例）和掌侧移位（21 例）的青少年骨折患者的骨折形态后，将其分为Ⅰ型和Ⅱ型。其共同的创伤机制是垂直方向的轴向负荷，根据伤时前臂的位置不同导致骨折移位的方向变化。Ⅰ型骨折：前臂极度旋后，桡骨远端向背侧移位，断端顶点位于掌侧；Ⅱ型骨折：前臂极度旋前，桡骨远端向掌侧移位，断端顶点位于背侧 [6, 17]。

　　1994 年，Macule Beneyto 等 [2] 根据桡骨骨折距离桡骨茎突的距离对其进行了分型。Ⅰ型损伤指距茎突 0 ~ 10 cm 的骨折。Ⅱ型骨折发生在 10 ~ 15 cm 之间；Ⅲ型骨折发生在距茎突 15 cm 以上。在其 33 例 Galeazzi 骨折患者中，Ⅰ型损伤的治疗疗效较差 [2]。

　　2001 年，Rettig 和 Raskin[9] 提出了桡骨骨折固定后，根据桡尺远侧关节稳定与否预测其临床疗效的分类方法。在他们的回顾性研究中，首先解剖复位和固定桡骨骨折，然后检查桡尺远侧关节的稳定性，以了解桡骨骨折位置是否与术后桡尺远侧关节的不稳定有关，是否需要进一步治疗不稳定的桡尺远侧关节。根据桡骨骨折距离桡骨远端关节面中点的距离，Rettig 和 Raskin 将 Galeazzi 骨折分为Ⅰ型或Ⅱ型。Ⅰ型骨折位于桡骨下 1/3，距桡骨远端关节面中点 7.5 cm 以内。Ⅱ型骨折位于桡骨中 1/3 处，距关节面中点 7.5 cm 以上[9]。作者发现 55% 的Ⅰ型骨折患者需要在桡骨骨折复位和固定后，对不稳定性 DRUJ 损伤进行处理，而在Ⅱ型骨折患者需要对桡尺远侧关节进行额外固定的比例下降到 6%[3, 9]。据此，对距桡骨远端关节面中点 7.5 cm 范围内的桡骨骨折需要重视并治疗伴随的桡尺远侧关节的不稳定。

临床检查和评估

患者诉局部压痛、肿胀和前臂活动受限。查体可以发现前臂桡侧短缩和明显成角畸形，尺骨头突出。位于桡骨远端 1/3 处的任何骨折都应与盖氏骨折 – 脱位进行鉴别诊断，并明确是否伴有桡尺远侧关节的损伤。

影像学检查应包括腕关节和肘关节的正位（前后位）和侧位片。腕关节正位片上如果桡骨与尺骨之间的间隙扩大或部分重叠提示存在背侧或掌侧的桡尺远侧关节脱位[18]。侧位片是诊断桡尺远侧关节脱位的关键。在标准的腕关节侧位片上，豌豆骨与舟骨的远端重叠[19]。DRUJ 损伤表现为尺骨头半脱位。但是该影像学表现与摄片的质量相关。如图 15.4a 所示在非标准的腕关节侧位片上，此时豌豆骨与舟骨远端并不重叠，尺骨头出现半脱位，提示桡尺远侧关节损伤。但同一患者在图 15.4b，标准的腕关节侧位片中豌豆骨与舟骨的远端重叠，尺骨头对位关系良好，桡尺远侧关节正常。

X 线片上桡骨骨折的桡骨短缩程度与伴随的软组织损伤的

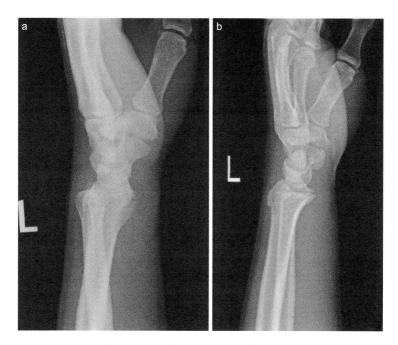

图 15.4　在腕关节侧位片上评估 DRUJ 是否损伤与拍片质量有关，根据豌豆骨与舟状骨远端有无重叠评判腕关节侧位片是否标准。同一患者（a）非标准腕关节侧位片：DRUJ 损伤；（b）标准的腕关节侧位片：DRUJ 正常

严重性相关。Schneiderman 等 [20] 对桡骨短缩程度与软组织损伤之间的相关性进行了研究：当单独进行桡骨截骨术后，桡骨短缩程度在 5 mm 左右。桡骨截骨联合 TFCC 或骨间膜横断，桡骨短缩程度在 5~10 mm。需要桡骨截骨联合 TFCC 和骨间膜同时横断，桡骨缩短大于 10 mm。因此，桡骨骨折后，如果短缩程度大于 5 mm，应当警惕可能伴随 TFCC 或骨间膜损伤 [20]。可以通过健侧桡骨全长片以准确测量桡骨骨折后的短缩程度。借助 CT 检查以了解 DRUJ 的完整性。此外，磁共振成像或腕关节关节造影也可用来评估 TFCC 和桡尺远侧关节损伤程度，但上述检

查不是目前常用的检查方法。

　　应检查患者是否有其他合并损伤。在对神经血管完整性进行检查后，评估患者是否存在前臂骨间膜综合征。在麻醉下对急性 Galeazzi 骨折进行及时的初步复位，恢复前臂大体的力线。在桡骨骨折复位后，检查桡尺远侧关节的稳定性[13]。桡尺远侧关节的不稳定表现为：在中立位，被动牵拉时桡骨远端相对于尺骨头的移位活动程度增加。桡骨远端与尺骨头之间移位程度与 TFCC、骨间膜等稳定结构损伤严重程度和前臂的位置有关。这项检查在桡骨骨折未固定时很难操作，应在桡骨骨折稳定固定后进行。石膏或夹板应该塑形良好，然后与患者讨论进一步手术治疗的方案。

治疗

　　在历史上，成人 Galeazzi 骨折非手术治疗疗效欠佳。1957年，Hughston 对 41 例 Galeazzi 骨折患者的临床疗效进行总结，38 例（92%）采用闭合复位和固定治疗的患者临床疗效欠佳[21]。

　　1975 年，Mikic[7] 报道了 125 例 Galeazzi 骨折患者的临床随访结果。其中 46 例患者（儿童 12 例，成人 34 例）采取闭合复位外固定的治疗方案。在这些非手术治疗患者中，80% 的成年患者治疗效果不佳，包括患者对治疗疗效满意度差、疼痛、畸形、桡骨短缩、旋前及旋后活动受限[7]。Reckling 和 Peltier[8] 对 43 例成年人 Galeazzi 骨折患者的疗效进行总结。17 例患者采取急诊切开复位内固定和制动。结果显示 17 例疗效为良，前臂活动范围完全恢复。11 例患者采取闭合复位石膏固定治疗，结果是 4 例疗效为中等，7 例疗效为差，均伴有前臂旋前和旋后运动

受限 [8]。

Hughston[21] 归纳了四个导致复位丢失的主要原因。手的重量是作用在桡骨远侧骨折块使其发生移位的主要原因；其持续作用增加了骨折端发生力线不佳和桡尺远侧关节发生半脱位的风险 [21]。完整的旋前方肌的作用使桡骨远侧骨折向尺骨、近端和掌侧旋转。肱桡肌牵拉远侧桡骨块向近端移位。最后，拇长展肌和拇短伸肌产生短缩的变形力 [21]。

Galeazzi 骨折 – 脱位被称为不可避免的骨折（fracture of necessity），指的是只有手术治疗才能取得满意的效果。Galeazzi 骨折 – 脱位也可以称为 Piedmont 骨折、反 Monteggia 骨折和 Darrach–Hughston–Milch 骨折 [3, 10]。误诊可导致严重的并发症，如桡尺远侧关节不稳定、骨折畸形愈合、前臂活动范围受限、慢性的腕部疼痛和腕关节骨关节炎。

目前切开复位内固定是针对成年 Galeazzi 骨折患者的标准治疗方案。手术的步骤包括：桡骨骨折的解剖复位和坚强固定；对桡尺远侧关节稳定性的评估和修复。

通过掌侧入路，采用加压钢板固定是稳定桡骨骨折的首选方法 [6, 9, 13]。桡骨骨折的解剖复位和桡骨弓的恢复对维持桡尺远侧关节的同心圆稳定性至关重要 [3]。在桡骨骨折固定和复位桡尺远侧关节后，应在前臂旋转的动态过程中检查桡尺远侧关节的稳定性。向腕关节背侧施加压力作用于 DRUJ，检查尺侧头是否很容易从乙状切迹中脱出 [6, 13]。可以与对侧进行比较，以排除因麻醉导致桡尺远侧关节的松弛。如果桡尺远侧关节稳定，患肢中立或旋后位固定于超肘关节石膏夹板。

对于复位后仍不稳定的桡尺远侧关节，可以采用两枚克氏针临时固定。在前臂旋转中立或轻微旋后的位置上，克氏针经皮从乙状切迹近端固定桡尺远侧关节。这些克氏针保留 4~6 周，以期软组织愈合过程中，桡尺远侧关节处于正常的位置[3, 6, 9, 10]。如果桡骨固定后 DRUJ 仍不能复位，则应该考虑失败原因可能与局部软组织嵌插有关，据文献记载尺侧腕伸肌腱嵌插最为常见[18, 22]。经背侧入路直视下修复 TFCC，采取经骨钻孔或缝合锚固定技术[23]。如果合并尺骨茎突骨折，由于尺骨茎突是 TFCC 附着点，克氏针固定或张力带固定尺骨茎突骨折后，可以间接增加桡尺远侧关节的稳定性[6]。

并发症

Galeazzi 骨折有许多与其他前臂骨折相同的并发症，包括神经压迫、肌腱嵌压、骨折不愈合、延迟愈合、畸形愈合和感染[6]。其中最常见的严重并发症包括骨折部位的成角畸形和桡尺远侧关节的半脱位或脱位，发生原因与误诊或治疗失误有关[6, 13]。

Hughston 认为，92% 的保守治疗结果欠佳是因为医生对桡骨骨折移位的原因不清楚[21]。"这种骨折发病率较低，导致我们对这种骨折并不熟悉，这可以解释我们对其复杂性缺乏理解。"[21]。

在对 125 例患者随访中，Mikic[7] 发现发生桡尺远侧关节脱位或半脱位与桡骨复位欠佳和固定不确切有关。Mikic 认为，"在切开复位和内固定桡骨后，应该对桡尺远侧关节的稳定性进行检查，当发现桡尺远侧关节不稳定，必须及时处理。"延迟治疗只会增加骨不连、复发性脱位、感染以及慢性疼痛的风险。

对于桡骨骨不连或畸形愈合的患者，大部分患者通过桡骨截骨钢板内固定和植骨，可以恢复桡骨长度和复位桡尺远侧关节[3, 6]。

如果这些方法失败，可以尝试挽救性手术以减轻陈旧性桡尺远侧关节不稳定导致的腕关节疼痛和增加腕关节活动范围。挽救性手术包括 Darrach 手术、关节半切除成形术、Sauve-Kapandji 手术或人工腕关节置换术 [6, 13]。

总结

Galeazzi 骨折 – 脱位又称为"不可避免的骨折"，是一种不稳定骨折，需要早期诊断，治疗方案是切开复位内固定。并发症包括慢性桡尺远侧关节疼痛、前臂和腕活动受限，发生的原因与伴随的桡尺远侧关节损伤漏诊或桡骨复位和固定不佳有关。当发现桡骨干骨折时，必须注意是否伴有桡尺远侧关节不稳定或脱位，在桡骨骨折切开复位内固定后，须检查桡尺远侧关节稳定性。对移位的桡骨骨折的解剖固定和及时稳定桡尺远侧关节，可避免将来采取挽救性手术以弥补因为漏诊或治疗不当导致并发症的可能。

（Caroline N. Wolfe, Jeffrey N. Lawton 著

刘俊阳 译　吴晓明 审校）

参考文献

1. Reckling FW. Unstable fracture-dislocations of the forearm (Monteggia and Galeazzi lesions). J Bone Joint Surg Am. 1982;64(6):857–63.
2. Macule Beneyto F, Arandes Renu JM, Ferreres Claramunt A, Ramon SR. Treatment of Galeazzi fracture-dislocations. J Trauma. 1994;36(3):352–5.
3. Giannoulis FS, Sotereanos DG. Galeazzi fractures and dislocations. Hand Clin. 2007;23(2):153–63. v.
4. Cooper A. Simple fracture of the radius and dislocation of the ulna. In: Cooper A, editor. A treatise on dislocations, and on fractures of the joints.

London: Longman; 1825. p. 470–6.

5. Galeazzi R. Di una particolare sindrome traumatica dello scheletro dell 'avam-braccio. Atti e memorie della Societa'lombarda di chirurgia. 1934;2:663–6.

6. Atesok KI, Jupiter JB, Weiss AP. Galeazzi fracture. J Am Acad Orthop Surg. 2011;19(10):623–33.

7. Mikic ZD. Galeazzi fracture-dislocations. J Bone Joint Surg Am. 1975;57(8):1071–80.

8. Reckling FW, Peltier LF. Riccardo Galeazzi and Galeazzi's Fracture. Surgery. 1965;58:453–9.

9. Rettig ME, Raskin KB. Galeazzi fracture-dislocation: a new treatment-oriented classification. J Hand Surg Am. 2001;26(2):228–35.

10. Sebastin SJ, Chung KC. A historical report on Riccardo Galeazzi and the management of Galeazzi fractures. J Hand Surg Am. 2010;35(11):1870–7.

11. Huang JI, Hanel DP. Anatomy and biomechanics of the distal radioulnar joint. Hand Clin. 2012;28(2):157–63.

12. Palmer AK, Werner FW. The triangular fibrocartilage complex of the wrist–anatomy and function. J Hand Surg Am. 1981;6(2):153–62.

13. Ruchelsman DE, Raskin KB, Rettig ME. Galeazzi fracture-dislocations. In: Slutsky DJ, Osterman AL, editors. Fractures and injuries of the distal radius and carpus. Philadelphia: Saunders/Elsevier; 2009. p. 231–9.

14. Palmer AK, Werner FW. Biomechanics of the distal radioulnar joint. Clin Orthop Relat Res. 1984;187:26–35.

15. Gofton WT, Gordon KD, Dunning CE, Johnson JA, King GJ. Soft-tissue stabilizers of the distal radioulnar joint: an in vitro kinematic study. J Hand Surg Am. 2004;29(3):423–31.

16. Dameron Jr TB. Traumatic dislocation of the distal radio-ulnar joint. Clin Orthop Relat Res. 1972;83:55–63.

17. Walsh HP, McLaren CA, Owen R. Galeazzi fractures in children. J Bone Joint Surg Br. 1987;69(5):730–3.

18. Carlsen BT, Dennison DG, Moran SL. Acute dislocations of the distal radioulnar joint and distal ulna fractures. Hand Clin. 2010;26(4):503–16.

19. Loredo RA, Sorge DG, Garcia G. Radiographic evaluation of the wrist: a vanishing art. Semin Roentgenol. 2005;40(3):248–89.

20. Schneiderman G, Meldrum RD, Bloebaum RD, Tarr R, Sarmiento A. The interosseous membrane of the forearm: structure and its role in Galeazzi fractures. J Trauma. 1993;35(6):879–85.

21. Hughston JC. Fracture of the distal radial shaft; mistakes in management. J Bone Joint Surg Am. 1957;39-A(2):249–64; passim.

22. Bruckner JD, Lichtman DM, Alexander AH. Complex dislocations of the distal radioulnar joint. Recognition and management. Clin Orthop Relat Res. 1992;275:90–103.

23. Trumble TE, Culp RW, Hanel DP, Geissler WB, Berger RA. Intra-articular fractures of the distal aspect of the radius. Instr Course Lect. 1999;48:465–80.

第16章
儿童干骺端骨折的切开复位内固定

病史

一名 15 岁的右利手男孩打曲棍球时与其他队员相撞，左手腕极度过伸位受伤。诉手腕疼痛，并主观感觉到手腕"砰"地一声响。就诊当地医院 X 线片显示桡骨远端干骺端的双皮质横形骨折（图 16.1），背侧成角约为 14°。桡骨背侧皮质粉碎且骨折线斜向延伸至距离桡骨远端骺板 5 mm 以内。同时合并有尺骨茎突骨折。否认既往左腕明显外伤史或手术史。

在讨论了非手术和手术治疗的利弊后，患者和其父母选择桡骨远端骨折切开复位内固定。并根据桡骨骨折固定后尺骨茎突的稳定性选择尺骨茎突固定与否。患者于伤后 3 天进行了手术。桡骨远端采用桡侧腕屈肌（FCR）腱鞘入路，近端将旋前方肌从桡骨上剥离。但是术中分离时要注意避免损伤骺板及软骨膜。采用掌侧桡骨远端锁定钢板固定，远端使用锁定螺钉穿过 Thurston-Holland 干骺端骨块，近端使用非锁定螺钉，复位并稳定骨折。桡骨获得解剖复位后，评估桡尺远侧关节显示非对称性不稳定。因此通过另外一个单独的手术切口处理尺骨茎突底部骨折。尺骨骨折通过一根 0.045 英寸的克氏针和纤维缝线（Arthrex; Naples, Florida）捆绑获得解剖复位和稳定。然后再次检查桡尺远侧关节

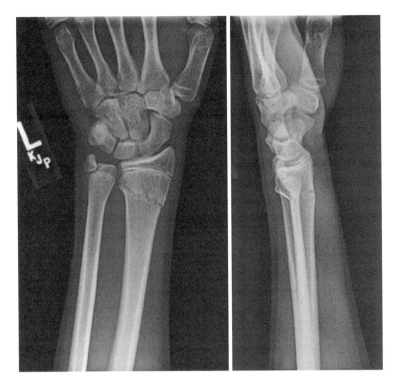

图 16.1　15 岁男孩左腕极度背伸（过伸位）损伤的原始 X 线片

稳定性良好。修复旋前方肌，缝合皮下组织及皮肤，将患肢旋后
位放置于衬垫良好的长臂夹板内固定 2 周。

　　大约术后 6 周门诊复查时，左腕无疼痛。查体时触诊无压痛，
且与健侧相比在所有平面活动度均正常。患者在耐受范围内逐渐
增加活动量，大约术后 12 周时恢复到了术前的活动量，没有任
何限制，包括重新打曲棍球。术后 10 个月左右末次随访时 X 线
片显示桡骨远端和尺茎突骨折愈合，力线良好（图 16.2）。

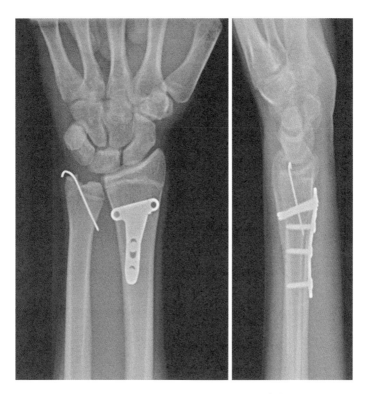

图 16.2 15 岁男孩左腕极度背伸（过伸位）损伤术后 X 线片

讨论

桡骨远端骨折，尤其是干骺端骨折是儿童常见的损伤[1-4]。事实上，前臂远端骨折正变得越来越常见，可能的原因包括体育活动增加、儿童肥胖增加、饮食习惯改变和骨密度降低[5-7]。这些损伤大多可采用非手术治疗[8]。仍具有生长潜力的儿童行手术干预时，需全面临床评估和定期随访，且手术时必须仔细操作避免损伤骺板。治疗方案的选择根据畸形大小和剩余生长量 / 再塑

形的潜力，认识到男孩和女孩骨骼成熟度的差异。桡骨远端骺板
在桡骨纵向生长中占 80%，为桡骨远端骨折提供了巨大的再塑形
潜力 [9]。

除了行仔细的影像学检查评估骺板受累情况，在创伤急性期
处理时进行完整的神经血管评估和记录是必要的。这对于不能获
得满意闭合复位的完全移位骨折尤其重要。例如，骨膜或旋前方
肌嵌插于骨折断端妨碍满意的闭合复位，多次尝试复位可导致进
一步的骺板损伤、蓄积性软组织损伤、神经功能障碍、骨筋膜
室压力增高、镇静风险增高以及花费增加 [9-11]。

虽然对于儿童桡骨远端骨折没有通用的或对判断预后有用的
分类系统，但是采用可以描述任何儿童骨折特征的因素来评估其
损伤是有帮助的：骨折位置、移位程度、成角畸形、骺板是否
受累、关节是否受累以及损伤机制 [12]。

无移位骨折和轻度移位骨折

桡骨远端干骺端无移位、单皮质、"不完全"压缩性损伤常
被称为翘棱骨折、单皮质或"扣带"骨折。这些内在稳定的损伤
是由于可塑形变或骨折位于干骺端编织状骨与骨干层状骨之间的
过渡区 [13, 14]。这种骨折通常是由于相对较低的能量损伤所致 [15]。

两篇随机研究比较了石膏和可拆卸夹板治疗桡骨远端翘棱骨
折的疗效，结果显示预后和并发症没有差异 [13, 16]。其中一篇研
究还发现采用可拆卸夹板固定的患者在日常生活和沐浴时中更加
方便 [16]。West 等 [17] 将患者随机分为肘部以下石膏固定组和软绷
带固定组。研究结果发现两组在骨折愈合或并发症方面无差异，
但发现仅接受软绷带治疗的患者在受伤后 4 周手腕活动度更好。
Symons 等 [18] 的研究发现在临床随访时或在家中是否摘除夹板对

预后并没有影响。

　　桡骨远端轻度移位骨折即使是完全的双皮质骨折也可以非手术治疗。这是由于未发育成熟的骨骼具有再塑形能力[10, 19]。治疗的重点是维持适当的力线和防止进一步移位。Boutis 等[19] 的一项随机对照试验比较了短臂石膏与预制腕关节夹板治疗轻度成角（矢状面 ≤ 15°）和轻度移位（冠状面 ≤ 5 mm 平移）的桡骨远端干骺端骨折。作者发现两组患者在活动度、握力、疼痛或骨折成角上没有差异。虽然所有的父母在研究中都对治疗结果满意，但患者和其父母更喜欢夹板而不是石膏。

　　综上所述，翘棱骨折和桡骨远端轻度移位骨折是稳定的损伤，即使没有长期固定或随访也能很好地恢复。这些骨折不需要骨科医生进行手术干预，一般儿科医生可以安全地处理。

移位的骨折

　　桡骨远端明显移位的骨折治疗仍存在争议。大多数医生提倡在局部麻醉血肿阻滞或有意识镇静下，通过闭合复位和固定进行初步的治疗。无论损伤的机制如何，复位常常可以通过加大畸形、纵向牵引，恢复解剖对线来实现。虽然桡骨远端骨折并无专属性，但两项前瞻性随机对照试验研究发现，移位的前臂远端骨折复位的同时，应采用短臂或长臂石膏固定治疗[20, 21]。其中一项研究显示那些复位失败的骨折，石膏固定后失败也显著升高，因此强调正确的石膏塑形技术[21]。这种损伤，复位后通常制动4～6周。

　　Miller 等[22] 比较了闭合复位和石膏固定与闭合复位、经皮针固定结合石膏固定在 10 岁以上桡骨远端骨折完全移位或背侧成角大于 30° 的患者中的效果。两组患者的并发症发生率、治疗费用和远期疗效无显著差异。接受石膏治疗的患者中，39% 的患者由于复位功能丧失而需要重新操作。虽然在采用针固定治疗的组中没有出现复位丢失的病例，但 38% 的患者有与针相关的并发症，如感染、移位或肌腱刺激。

桡骨远端骨折和前臂骨折闭合复位后再移位的风险为 9%～39%[8, 22-29]。Mazzini 等 [3] 回顾分析了这一研究和各种石膏指数，并将导致复位丢失的因素描述为骨折相关、外科相关或患者相关（表 16.1）。与再移位相关的因素包括初始移位、骨折线倾斜角、成角方向、初始复位质量、复位者的经验 [8, 23, 25, 26, 29]。考虑到这些众多的影响因素和相对较高的移位率，在非手术治疗桡骨远端移位骨折时，必须经常进行临床随访和系列影像学评估。

表16.1 导致儿童前臂远端骨折复位失败的因素及桡骨骨折复位失败的原因（引自Mazzini等[3]）

骨折相关因素	初始移位
	骨折的位置
	骨折成角
	接近骺线
	桡骨和尺骨骨折在同一水平面上
手术相关的因素	初始闭合复位不佳
	石膏塑形不佳
患者相关的因素	软组织肿胀
	肌肉萎缩
	未严格制动

然而，对于桡骨远端骨折的复位标准，即"可接受的"位置有不同的看法。例如，Bae 等 [30] 将可接受的标准描述为 10° 冠

状面成角，20°～25°矢状面成角，如果预期生长时间超过 5 年，则无旋转不良。Noonan 和 Price[31] 将可接受的标准定义为 9 岁以下患者完全移位、15° 成角和 45° 旋转不良；9 岁以上患者 15° 成角和 15° 旋转不良，生长不超过 2 年的患者完成卡口对位和 20° 成角。

　　桡骨远端骨折手术治疗的其他适应证可能包括不能复位的骨折、开放性骨折、浮肘损伤、多发伤、神经血管损害或软组织损伤无法充分固定 [9]。尽管有这些指导原则，研究显示闭合复位治疗桡骨远端显著移位骨折效果良好。Canata 等研究了 157 例前臂远端骺板骨折，其中 73 例为中度或重度移位，平均随访 25.5 年。所有损伤均采用闭合复位和固定治疗。他们发现，在尺桡骨长度差异小于 1 cm 的患者中，没有任何症状或功能问题[32]。Crawford 等 [33] 治疗 51 例 10 岁以下闭合性桡骨远端干骺端短缩的压缩性骨折，采用无镇痛、镇静下原位石膏固定或复位。伤后至少 1 年，所有患者均获得无痛的临床结果及影像学愈合，腕关节活动度正常，握力好，家长或监护人完全满意。

　　对于移位的干骺端骨折，当由于骨折类型而难以使用克氏针固定，闭合复位未成功，或者对于骨骼生长少于 2 年的患者，采用切开复位和掌侧钢板可能是合适的 [30]。此外，如果干骺端骨折延伸至关节面（如 Salter-Harris Ⅳ 型骨折），需要切开复位。

　　切开复位内固定的目的是解剖复位而不造成骨骺、骨膜或软骨膜的附加损伤。掌侧钢板固定的理论优势包括解剖复位、压力通过骨折部位、更好地固定骨折块、机械稳定性更高和早期活动，而理论劣势包括更多的外科组织分离、需要移除钢板和皮肤表面瘢痕形成。

　　关于儿童桡骨远端干骺端骨折掌侧钢板固定的高质量文献很

少。该技术与成人手术相似，骨折显露通过桡侧腕屈肌（FCR）与桡动脉之间。在儿科患者中，仔细的手术显露和精细的组织处理对于避免医源性损伤骨骺、骨膜和软骨膜是至关重要的。软骨膜作为成骨细胞和内皮细胞的来源，作为血管进入肥大软骨的管道，在软骨内成骨过程中起着重要作用 [34]。这些组织的损伤会使患者面临后续问题的风险，包括生长肢体的成熟和发育问题。根据骨折类型，有时可能无法避免钢板跨越骺板 / 骨骺。在这种情况下，钢板可能略低于"分水岭"，然后在近端固定，不需要远端放置螺钉，即只需用弹性钢板技术覆盖软骨膜 / 骨膜即可。

总结

桡骨远端干骺端骨折在所有年龄段的儿童中都很常见。尽管损伤的严重程度不同，但多数可以通过闭合复位（如有必要）和制动进行治疗。复位质量和石膏技术可能比特定类型的固定更重要。在这些病例中，需要进行一系列的临床评估和影像学检查，以确保非手术治疗的成功。虽然没有明确的预后标准来判断哪些损伤需要手术治疗，但与骨折再移位相关的因素包括原始移位、骨折成角、成角方向、初始复位质量以及复位者的经验。当需要手术治疗时，骨折治疗的基本原则应指导外科医生实现稳定的内固定结构和成功的结果。无论最终是采用非手术治疗还是手术治疗，细致的技术和对儿科解剖学及骨生理学的全面了解对于避免包括永久性畸形或过早的骺板闭合在内的不良结果都是至关重要的。

（Jamie Cowan, Jeffrey N. Lawton 著 刘俊阳 译 吴晓明 审校）

参考文献

1. Bae DS, Howard AW. Distal Radius Fractures: What Is the Evidence? J Pediatr Orthop. 2012;32(2):S128–30.
2. Cheng JC, Shen WY. Limb fracture pattern in different pediatric age groups: a study of 3350 children. J Orthop Trauma. 1993;7(1):15–22.
3. Mazzini JP, Martin JR. Paediatric forearm and distal radius fractures: risk factors and redisplacement – role of casting indices. Int Orthop. 2010;34: 407–12.
4. Ward WT, Rihn JA. The impact of Trauma in an Urban pediatric orthopaedic practice. J Bone Joint Surg Am. 2006;88-A(12):2759–64.
5. Khosla S, Melton LJ, Dekutoski MB, Achenbach SJ, Oberg AL, Riggs BL. Incidence of childhood distal forearm fractures over 30 years: a population-based study. JAMA. 2003;290(11):1479–85.
6. Goulding A, Jones IE, Taylor RW, Williams SM, Manning PJ. Bone mineral density and body composition in boys with distal forearm fractures: a dual-energy x-ray absorptiometry study. J Pediatr. 2001;139(4):509–15.
7. Nellans KW, Kowalski E, Chung KC. The epidemiology of distal radius fractures. Hand Clin. 2012;28(2):113–25.
8. Proctor MT, Moore DJ, Paterson JM. Redisplacement after manipulation of distal radial fractures in children. J Bone Joint Surg Br. 1993;75-B(3): 453–4.
9. Bae DS, Waters PM. Pediatric distal radius fractures and triangular fibrocartilage complex injuries. Hand Clin. 2006;22(1):43–53.
10. Do TT, Strub WM, Foad SL, Mehlman CT, Crawford AH. Reduction versus remodeling in pediatric distal forearm fractures: a preliminary cost analysis. J Pediatr Orthop Part B. 2003;12(2):109–15.
11. Holmes JR, Louis DL. Entrapment of pronator quadratus in pediatric distal radius fractures: recognition and treatment. J Pediatr Orthop. 1994;14(4): 498–500.
12. Dolan M, Waters PM. Fractures and dislocations of the forearm, wrist, and hand. In: Green NE, Swiontkowski MF, editors. Skeletal Trauma in children. 4th ed. Philadelphia, PA: Elsevier; 2009.
13. Davidson JS, Brown DJ, Barnes SN, Bruce CE. Simple treatment for torus fractures of the distal radius. J Bone Joint Surg Br. 2001;83-B(8):1173–5.
14. Light TR, Ogden DA, Ogden JA. The anatomy of metaphyseal torus fractures. Clin Orthop Relat Res. 1984;188:103–11.
15. Upper extremity injuries. In: Herring JA, editor. Tachdjian's pediatric orthopaedics. 5th ed. Philadelphia, PA: Elsevier; 2014.
16. Plint AC, Perry JJ, Correll R, Gaboury I, Lawton L. A randomized, controlled trial of removable splinting versus casting for wrist buckle fractures in children. Pediatrics. 2006;117(3):691–7.
17. West S, Andrews J, Bebbington A, Ennis O, Alderman P. Buckle fractures of the distal radius are safely treated in a soft bandage. J Pediatr Orthop. 2005;25(3):322–5.

18. Symons S, Rowsell M, Bhowal B, Dias JJ. Hospital versus home management of children with buckle fractures of the distal radius. J Bone Joint Surg Br. 2001;83-B(4):556–60.

19. Boutis K, Willan A, Babyn P, Goeree R, Howard A. Cast versus splint in children with minimally angulated fractures of the distal radius: a randomized controlled trial. CMAJ. 2010;182(14):1507–12.

20. Bohm ER, Bubbar V, Hing KY, Dzus A. Above and below-the-elbow plaster casts for distal forearm fractures in children. J Bone Joint Surg Am. 2006;88-A(1):1–8.

21. Webb GR, Galpin RD, Armstrong DG. Comparison of short and long arm plaster casts for displaced fractures in the distal third of the forearm in children. J Bone Joint Surg Am. 2006;88-A(1):9–17.

22. Miller BS, Taylor B, Widmann RF, Bae DS, Snyder BD, Waters PM. Cast immobilization versus percutaneous pin fixation of displaced distal radius fractures in children. J Pediatr Orthop. 2005;25(4):490–4.

23. Alemdaroglu KB, Iltar S, Cimen O, Uysal M, Alagoz E, Atlihan D. Risk factors in redisplacement of distal radial fractures in children. J Bone Joint Surg Am. 2008;90(6):1224–30.

24. Gibbons CL, Woods DA, Pailthorpe C, Carr AJ, Worlock P. The management of isolated distal radius fractures in children. J Pediatr Orthop. 1994;14(2):207–10.

25. Haddad FS, Williams RL. Forearm fractures in children: avoiding redisplacement. Injury. 1995;26(10):691–2.

26. Mani GV, Hui PW, Cheng JC. Translation of the radius as a predictor of outcome in distal radial fractures of children. J Bone Joint Surg Br. 1993;75-B(5):808–11.

27. McLauchlan GJ, Cowan B, Annan IH, Robb JE. Management of completely displaced metaphyseal fractures of the distal radius in children. J Bone Joint Surg Br. 2002;84-B(3):413–7.

28. McQuinn AG, Jaarsma RL. Risk factors for redisplacement of pediatric distal forearm and distal radius fractures. J Pediatr Orthop. 2012;32(7):687–92.

29. Zamzam MM, Khoshhal KI. Displaced fracture of the distal radius in children: factors responsible for redisplacement after closed reduction. J Bone Joint Surg Br. 2005;87-B(6):841–3.

30. Bae DS. Pediatric distal radius and forearm fractures. J Hand Surg Am. 2008;33(10):1911–23.

31. Noonan KJ, Price CT. Forearm and distal radius fractures in children. JAAOS. 1998;6(3):146–56.

32. Cannata G, De Maio F, Mancini F, Ippolito E. Physeal fractures of the distal radius and Ulna: long-term prognosis. J Orthop Trauma. 2003;17(3):172–9.

33. Crawford SN, Lee LS, Izuka BH. Closed treatment of overriding distal radial fractures without reduction in children. J Bone Joint Surg Am. 2012;94(3):246–52.

34. Colnot C, Lu C, Hu D, Helms JA. Distinguishing the contributions of the perichondrium, cartilage, and vascular endothelium to skeletal development. Dev Biol. 2004;269(1):55–69.

第 17 章

桡骨远端骨折内固定失败

病例

患者男性，59 岁，右利手，遭遇交通事故。当时他以每小时 40 英里的速度与一辆汽车相撞。诊断为多发伤，包括闭合性头部损伤和骨盆骨折，掌侧 Barton 桡骨远端骨折，关节面粉碎（图 17.1a, b）。入院初期骨盆损伤固定后，行桡骨远端骨折手术治疗，掌侧钢板固定（图 17.1c, d）。虽然对掌侧远端骨块的固定存在一些担心，但在侧位片上骨折复位固定良好。在初次钢板固定后 1 周内，在 X 线片上发现灾难性的内固定失效（图 17.1e）。虽然最初的钢板固定对于桡骨远端掌侧边缘不稳定骨折块有一定的支撑作用，但过度的运动，加上整体固定不良，导致钢板螺钉结构前方的腕关节脱位（图 17.1e）。翻修手术采用掌侧入路，移除原有钢板，在掌侧缘上重新钢板固定，用螺钉逆行支撑固定掌侧缘骨块。为了维持复位和减少桡骨远端掌侧表面的压力，可用克氏针经月骨打入桡骨背侧缘进行固定（图 17.1f）。本次翻修手术内固定效果良好（图 17.1g, h），患者骨折愈合顺利（图 17.1i）。最后掌屈和背伸活动度（ROM）约为 50°。

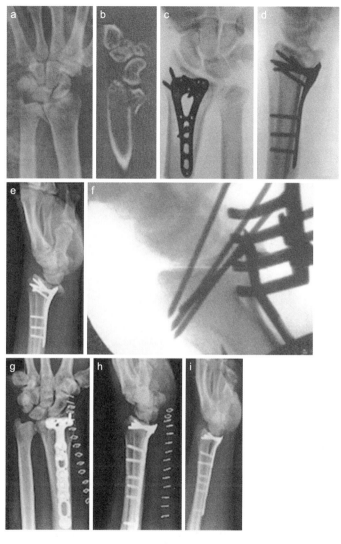

图 17.1　桡骨远端掌侧剪切骨折掌侧钢板固定失败。(a) 初次闭合复位后的正位片。(b) 侧位片显示关节内骨折类型和掌侧剪切骨块。(c) 初次固定的正位片显示掌侧钢板固定，螺钉位于关节外。(d) 初次掌侧钢板固定的侧位片。(e) 初次固定 1 周后的侧位 X 线片，显示掌侧远端骨块复位丢失，腕骨脱位于钢板螺钉前。(f) 翻修手术时的侧位 X 线片，显示克氏针将月骨临时固定于桡骨远端背侧缘。(g) 正位片示翻修掌侧钢板固定。(h) 侧位片示掌侧钢板固定。(i) 翻修手术后随访 7 个月时的侧位 X 线片，骨折愈合良好，无内固定失败

背景与文献回顾

当面对桡骨远端骨折时，骨科医生的治疗目标应该是尽可能实现最佳的解剖复位，同时减少短期和长期并发症的风险。骨折固定失败或复位丢失就是其中一种并发症。了解复位丢失的方式以及哪些患者和骨折类型易于发生这种并发症的危险因素是很重要的。此外，骨科医生必须有能力处理内固定失败，并确定是否需要进一步的外科手术干预，或者保守处理这种情况。例如，在年轻、活跃的患者中，往往采用手术干预，以实现更多的解剖复位。而功能需求较低的老年患者可能能够忍受一定程度上的内固定失败 [1-3]。

复位丢失的方式有很多种，并且有一系列与放射学改变相关的功能后果 [4]。Graham 在回顾桡骨远端骨折畸形愈合时，描述并推广了 5 种常用的评估桡骨远端骨折的影像学参数：尺偏角、桡骨长度、尺骨变异、掌倾角和桡侧移位 [5]。在桡骨远端骨折不同固定方式的结果研究中，尺骨变异和掌倾角（更常称为背侧成角）最为常见（图 17.2）。掌侧剪切型骨折的月骨关节面骨块的固定也容易失败，尤其是骨块细小时。因为骨量有限，螺钉固定困难。此外这个区域内厚重的钢板可能会损害指屈肌。一般而言，失稳的危险因素包括高龄、背侧成角大于 20°、背侧粉碎性骨折、关节内骨折、伴尺骨骨折等 [6,7]。

尺骨变异阳性，也称为桡骨缩短，发生在尺骨关节面比桡骨远端向远端突出更多时，常继发于远端骨折块沉降后。桡骨短缩可能是由于掌侧钢板结构中远端螺钉相对于软骨下骨的位置不佳所致。因此，应放置螺钉支撑软骨下骨，以防止骨折端

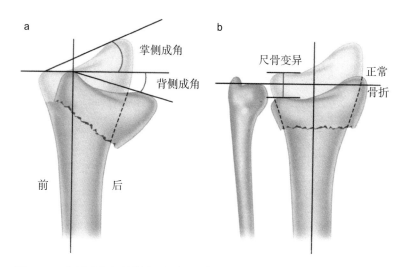

图 17.2　背侧成角与尺骨变异。（a）桡骨远端骨折背侧成角的侧位示意图。桡骨远端正常的背侧缘由虚线表示。（b）桡骨远端骨折压缩，尺骨变异为阳性。远端骨折向近端沉降，导致尺骨相对延长

沉降[8-10]。在关节外桡骨远端骨折（AO A3 型）的尸体研究中，与尽可能靠近软骨下区放置的螺钉（1.38 mm vs. 0.36 mm）相比，放置在软骨下骨近端 4 mm 以上的螺钉时，桡骨短缩率增加了 73.9%。目前还不清楚尸体研究是否能真实再现临床实际。在骨质疏松患者中，软骨下骨螺钉的植入可能会增加螺钉穿出关节面的风险，从而导致一个更加灾难性的并发症。

尺骨阳性变异的功能结果是多方面的。桡骨相对短缩增加了尺骨的负荷，导致 ROM 减小，腕关节疼痛，握力下降，前臂旋转受限[12-15]。在比较 X 线影像变化与主观结果的研究中，大于 2 mm 的桡骨短缩是功能差和满意度低的强力预测因素[16-19]。因此，恢复桡骨正常的高度是实现满意的长期疗效的关键。

　　背侧成角是指 X 线平片上桡骨远端关节面与桡骨长轴垂线之间的夹角。桡骨远端骨折的背侧成角发生于腕关节伸直位时的跌倒，并可能在初次复位和固定后复发。除了桡骨缩短外，背侧成角是临床预后差的最重要预测因素，因为它改变了腕关节的生物力学，将更多的负荷转移到尺骨上。在生物力学研究中，当桡骨远端骨折的角度从掌侧倾斜 10°（正常）增加到背侧倾斜 45°时，通过尺骨的负荷占腕部总负荷从 21% 增加到 67%[17]。这些变化与疼痛、握力下降以及日常活动困难有关[21-23]。当背侧倾角大于 10° 时，DASH 评分[24] 较掌倾角正常者增加 10.5 分[25]。即使对患者的年龄、性别和治疗类型进行分层分析，情况也是如此。背侧倾斜可预测预后。坚强固定维持桡骨远端正常掌倾角非常关键，如出现固定丢失，背侧倾斜可单独导致较差的预后。

　　月骨窝关节面位于桡骨远端关节面尺侧。该区域粉碎的骨折，常难以固定。切向侧位片可以很好地显示月骨窝[26]。目前已经有一些对桡骨远端骨折掌侧钢板的设计的批评，特别是 AO 分型 B3.2 和 B3.3 骨折，因其没有对掌侧月骨窝延伸部分皮质骨进行支撑固定。掌侧骨皮质的长度是关节边缘到骨折线的掌侧皮质的长度，即可接受螺钉固定的部分，是预测月骨窝内固定失效的最重要因素之一。在一项 52 例掌侧钢板固定桡骨远端剪切骨折的研究中，内固定失效的 7 例骨折都是 AO B3.3 骨折，多元逻辑回归分析显示，可以用于固定的掌侧皮质骨长度大于 15 mm 时，固定丢失的风险显著减少，小于 15 mm 时，作者建议使用辅助的固定方法[28]。

　　在概括了内固定可能丢失的方式后，下面分别回顾分析不同的治疗方式及其复位丢失的特点及治疗的文献。

经皮克氏针固定后的内固定失败

在桡骨远端骨折的各种固定方法中，经皮克氏针相对于其他固定方法具有微创、价廉的优点。虽然经皮克氏针可用于两部分和三部分骨折，但对于严重粉碎性骨折或关节面的剪切型骨折效果较差 [29]。经皮克氏针能否可靠地维持骨折复位，以及远端骨折块是否在术后初期达到稳定令人担忧 [30-33]。在对 85 例经皮克氏针治疗的移位关节外骨折（AO 分型 A2.2 或 A3 型）的研究中，Yang 等报道了早期骨折塌陷，表现为尺骨变异程度和背侧倾角增加 [34]。这与其他经皮克氏针固定治疗关节外骨折的研究结果一致 [35, 36]。Kennedy 等回顾了 72 例经皮克氏针固定治疗的背侧成角 AO 分型 A3 型骨折。术后 6 周随访时，56.8% 的患者桡骨缩短 2 mm 以上。在某些情况下，可通过软骨下骨打入 1 ~ 2 枚尺桡骨之间的克氏针以获得额外的支撑，这可能有助于避免尺骨变异阳性的发生 [38]。

经皮克氏针固定后的背侧成角也是固定失败的原因之一。在对 55 例经皮克氏针治疗桡骨远端骨折的回顾性分析中，4 例桡骨远端骨折掌倾角减少 5° 及以上，变为背侧倾角 [29]。Barton 等的一项研究中，有 10 例患者未能达到足够的复位，其中只有 1 例未能纠正背侧成角；其他失败病例均表现为桡骨短缩 [35]。

尽管如此，经皮克氏针固定仍然是治疗桡骨远端骨折一个重要的工具。手术后出现一定程度的桡骨短缩和背侧成角，严格意义上为内固定失败，但在临床上仍可接受。

掌侧钢板内固定失败

掌侧钢板固定已成为越来越受欢迎的治疗桡骨远端骨折方法。掌侧手术入路相对简单，同时钢板可以提供足够的强度和稳定性。在严重粉碎的骨折中，角稳定结构和锁定螺钉提高了干骺端骨折的解剖愈合潜力。掌侧固定在旋前方肌下放置钢板，而无明显凸起。桡骨远端骨折牢固支撑固定后，可以开始早期手指和手腕的运动。

桡骨远端骨折掌侧钢板的放射学结果显示有不同程度的内固定失败率。与经皮克氏针固定不同，钢板固定可用于严重粉碎性骨折，而粉碎程度是判断骨折内固定失败的独立指标。Rozental和Blazer回顾了41例经掌侧钢板治疗的背侧移位、桡骨远端粉碎性骨折，其中4例内固定失败均为高度粉碎的背侧骨折；AO分型A3型骨折2例，C2和C3型骨折各1例[39]。值得注意的是，其中2例内固定失败表现为过度的背侧成角，另2例表现为月骨窝固定不充分。尽管有复位丢失，但没有患者需要进一步的干预，患者都对治疗结果感到满意。这些失败率和满意率与Gogna等对33例掌侧锁定钢板治疗背侧粉碎性骨折患者的研究结果相似[40]。在他们的研究中有3例内固定失效，均表现为塌陷和背侧成角。第一个病例是桡尺远侧关节（DRUJ）损伤漏诊的一个例子，强调在所有桡骨远端骨折中，评估桡尺远侧关节完整性的重要性。另外2例均为AO分型C3型骨折，2名患者都对自己的主观结果感到满意，在不进行翻修手术的情况下接受了畸形。在这些研究和其他相关研究中，高度的背侧粉碎与内固定失败有关[41]。

随着粉碎程度的增加，可能会出现月骨窝难以用掌侧钢板固

定的情况，增加了内固定失败的风险。在 7 例桡骨远端剪切骨折
（AO 分型 B3 型）患者中，所有患者的月掌关节面均出现复位丢
失 [42]。其中 5 例有症状，需要手术治疗。尤其是这种骨折类型，
对单纯掌侧钢板固定提出了挑战（见第 8 章）。

背侧钢板固定失败

　　桡骨远端骨折的背侧钢板固定有时也被使用，因为背侧入路
提供了更好的关节面视野，并且提供背侧支撑 [43, 44]。虽然不及掌
侧钢板的应用广泛，但在某些情况下，外科医生的偏好和骨折类
型可能更倾向于使用背侧钢板。背侧钢板常常直接放置于骨折粉
碎的部位。因此，它具有直接处理最大损伤区域的好处，且避免
了将钢板置于极其重要且脆弱的屈肌腱下的风险 [45]。虽然背侧
钢板后伸肌腱断裂发生率较高，但背侧入路比其他入路更能直接
评估桡骨远端关节面轮廓。

　　比较桡骨远端骨折的背侧和掌侧钢板的研究发现，两种方法
的固定失败率相似。在 57 例桡骨远端骨折的背侧钢板固定和 47
例掌侧钢板固定的回顾性研究比较中，每组均有 1 例复位丢失 [46]。
在 29 例 AO 分型 C3 骨折的比较研究中也有类似的发现，其中
14 例背侧钢板和 15 例掌侧钢板固定 [47]。背侧钢板组有 2 例出现
内固定失败，而掌侧钢板组有 1 例。Wichlas 等进行了一项更大
样本的研究比较掌侧和背侧锁定钢板，作者报道了每组中背侧成
角和尺骨变异的平均变化 [48]。在本研究中 60 例背侧钢板中 95%
用于 AO 分型 C3 骨折，而 225 例掌侧钢板中仅有 56% 用于 C3
型骨折。两组的掌侧成角和尺骨变异的测量结果差异有统计学意
义，掌侧钢板组结果更优。但背侧成角 2°、桡骨缩短 0.6 mm 的

组间差异可能与临床结果无关。掌侧钢板更倾向用于简单骨折。

治疗

当考虑如何处理桡骨远端骨折的内固定失败时，在制订治疗方案之前，应明确患者关于功能和疼痛控制的要求。影像学中的复位丢失并不一定与主观的或临床结果不良有关，患者通常选择放弃进一步的手术纠正畸形。一般来说，年轻、活动量大、有高功能需求的患者应恢复可接受的解剖结构，以获得长期满意结果。而更多的老年患者，尤其是存在各种合并症时，保守治疗可能更好。

翻修手术通常需要移除原有内固定物，矫正最严重的畸形，重新固定以重建解剖结构。这三个目标是桡骨远端翻修手术的步骤，也是最核心的挑战。一般来说，我们的方法是先确定内固定失败后最棘手的因素。如果内植物在关节内，那么仅去除关节内的内植物就足以改善症状。如果桡骨短缩是症状的原因，患者的症状通常在损伤较轻的尺侧出现。如果发生掌侧脱位，则主要是因为固定不充分。一般来说，我们将解决患者不适的原因作为翻修手术的首要目标。

普遍的原则是，内固定失败的翻修手术应从首次固定的对侧进行固定。失败的掌侧钢板可以用临时的或永久的背侧钢板来稳定。然而，这并不绝对。对于剪切型掌侧 Barton 骨折，掌侧内固定失败最好的处理方法是再次掌侧翻修固定。背侧粉碎也会导致固定失败。应取出从掌侧穿透关节面的螺钉。使用桥接腕关节钢板或外固定支架临时固定足以维持矫正后的桡骨远端位置，直至骨折愈合。当经皮克氏针不能维持桡骨远端位置时，掌侧或背侧的钢板可以解决这一问题。同种异体骨植骨可提供机械支撑。

应该特别考虑手术时机。当固定不充分时，患者康复期间保持腕部固定不动，并将注意力集中在手指活动度（ROM）上，目的是为了翻修手术时保持或重新获得手指活动度。翻修手术并不一定需要对腕关节进行早期制动，尤其是以牺牲手指活动为代价的情况下。术后 6 周内，即使骨折愈合期的固定失败，通过积极的治疗，重建手指活动是最有益的。如果内固定失败导致手指活动的丢失，比如螺钉从背侧穿透皮质刺激肌腱，应早期治疗。在骨折尚未愈合时进行翻修手术应注意内固定的有效性，并早期开始手指活动。这种情况经常发生在经皮克氏针固定失败时，也见于桡骨掌侧缘骨折内固定失败时。

（Michael B. Geary, John C. Elfar 著　刘俊阳 译　吴晓明 审校）

参考文献

1. Beumer A, McQueen MM. Fractures of the distal radius in low-demand elderly patients: closed reduction of no value in 53 of 60 wrists. Acta Orthop Scand. 2003;74:98–100.
2. Egol KA, Walsh M, Romo-Cardoso S, Dorsky S, Paksima N. Distal radial fractures in the elderly: operative compared with nonoperative treatment. J Bone Joint Surg Am. 2010;92:1851–7.
3. Clement ND, Duckworth AD, Court-Brown CM, McQueen MM. Distal radial fractures in the superelderly: does malunion affect functional outcome? ISRN Orthop. 2014;2014:189803.
4. Berglund LM, Messer TM. Complications of volar plate fixation for managing distal radius fractures. J Am Acad Orthop Surg. 2009;17:369–77.
5. Graham TJ. Surgical correction of malunited fractures of the distal radius. J Am Acad Orthop Surg. 1997;5:270–81.
6. Lafontaine M, Hardy D, Delince P. Stability assessment of distal radius fractures. Injury. 1989;20:208–10.
7. Mackenney PJ, McQueen MM, Elton R. Prediction of instability in distal radial fractures. J Bone Joint Surg Am. 2006;88:1944–51.
8. Orbay JL. The treatment of unstable distal radius fractures with volar fixation. Hand Surg. 2000;5:103–12.

9. Orbay JL, Fernandez DL. Volar fixation for dorsally displaced fractures of the distal radius: a preliminary report. J Hand Surg Am. 2002;27: 205–15.

10. Drobetz H, Kutscha-Lissberg E. Osteosynthesis of distal radial fractures with a volar locking screw plate system. Int Orthop. 2003;27:1–6.

11. Drobetz H, Bryant AL, Pokorny T, Spitaler R, Leixnering M, Jupiter JB. Volar fixed-angle plating of distal radius extension fractures: influence of plate position on secondary loss of reduction–a biomechanic study in a cadaveric model. J Hand Surg Am. 2006;31:615–22.

12. Nygaard M, Nielsen NS, Bojsen-Moller F. A biomechanical evaluation of the relative load change in the joints of the wrist with ulnar shortening: a 'handbag' model. J Hand Surg Eur Vol. 2009;34:724–9.

13. Palmer AK, Werner FW. Biomechanics of the distal radioulnar joint. Clin Orthop Relat Res. 1984;26–35.

14. Tencer AF, Viegas SF, Cantrell J, Chang M, Clegg P, Hicks C, O'Meara C, Williamson JB. Pressure distribution in the wrist joint. J Orthop Res. 1988;6:509–17.

15. Bronstein AJ, Trumble TE, Tencer AF. The effects of distal radius fracture malalignment on forearm rotation: a cadaveric study. J Hand Surg Am. 1997;22:258–62.

16. Beumer A, Adlercreutz C, Lindau TR. Early prognostic factors in distal radius fractures in a younger than osteoporotic age group: a multivariate analysis of trauma radiographs. BMC Musculoskelet Disord. 2013;14:170.

17. Short WH, Palmer AK, Werner FW, Murphy DJ. A biomechanical study of distal radial fractures. J Hand Surg Am. 1987;12:529–34.

18. Leung F, Ozkan M, Chow SP. Conservative treatment of intra-articular fractures of the distal radius–factors affecting functional outcome. Hand Surg. 2000;5:145–53.

19. Wilcke MK, Abbaszadegan H, Adolphson PY. Patient-perceived outcome after displaced distal radius fractures. A comparison between radiological parameters, objective physical variables, and the DASH score. J Hand Ther. 2007;20:290–8. quiz 299.

20. Pogue DJ, Viegas SF, Patterson RM, Peterson PD, Jenkins DK, Sweo TD, Hokanson JA. Effects of distal radius fracture malunion on wrist joint mechanics. J Hand Surg Am. 1990;15:721–7.

21. Karnezis IA, Panagiotopoulos E, Tyllianakis M, Megas P, Lambiris E. Correlation between radiological parameters and patient-rated wrist dysfunction following fractures of the distal radius. Injury. 2005; 36:1435–9.

22. McQueen M, Caspers J. Colles fracture: does the anatomical result affect the final function? J Bone Joint Surg Br. 1988;70:649–51.

23. Jupiter JB. Fractures of the distal end of the radius. J Bone Joint Surg Am. 1991;73:461–9.

24. Hudak PL, Amadio PC, Bombardier C. Development of an upper extrem-

ity outcome measure: the DASH (disabilities of the arm, shoulder and hand) [corrected]. The Upper Extremity Collaborative Group (UECG). Am J Ind Med. 1996;29:602–8.

25. Brogren E, Hofer M, Petranek M, Wagner P, Dahlin LB, Atroshi I. Relationship between distal radius fracture malunion and arm-related disability: a prospective population-based cohort study with 1-year follow-up. BMC Musculoskelet Disord. 2011;12:9.

26. Lundy DW, Quisling SG, Lourie GM, Feiner CM, Lins RE. Tilted lateral radiographs in the evaluation of intra-articular distal radius fractures. J Hand Surg Am. 1999;24:249–56.

27. Andermahr J, Lozano-Calderon S, Trafton T, Crisco JJ, Ring D. The volar extension of the lunate facet of the distal radius: a quantitative anatomic study. J Hand Surg Am. 2006;31:892–5.

28. Beck JD, Harness NG, Spencer HT. Volar plate fixation failure for volar shearing distal radius fractures with small lunate facet fragments. J Hand Surg Am. 2014;39:670–8.

29. Glickel SZ, Catalano LW, Raia FJ, Barron OA, Grabow R, Chia B. Long-term outcomes of closed reduction and percutaneous pinning for the treatment of distal radius fractures. J Hand Surg Am. 2008;33:1700–5.

30. Clancey GJ. Percutaneous Kirschner-wire fixation of Colles fractures. A prospective study of thirty cases. J Bone Joint Surg Am. 1984;66:1008–14.

31. Mah ET, Atkinson RN. Percutaneous Kirschner wire stabilisation following closed reduction of Colles' fractures. J Hand Surg Br. 1992;17:55–62.

32. Botte MJ, Davis JL, Rose BA, von Schroeder HP, Gellman H, Zinberg EM, Abrams RA. Complications of smooth pin fixation of fractures and dislocations in the hand and wrist. Clin Orthop Relat Res. 1992;(276):194–201.

33. Rosati M, Bertagnini S, Digrandi G, Sala C. Percutaneous pinning for fractures of the distal radius. Acta Orthop Belg. 2006;72:138–46.

34. Yang TY, Tsai YH, Shen SH, Huang KC. Radiographic outcomes of percutaneous pinning for displaced extra-articular fractures of the distal radius: a time course study. Biomed Res Int. 2014;2014:540874.

35. Barton T, Chambers C, Lane E, Bannister G. Do Kirschner wires maintain reduction of displaced Colles' fractures? Injury. 2005;36:1431–4.

36. Rizzo M, Katt BA, Carothers JT. Comparison of locked volar plating versus pinning and external fixation in the treatment of unstable intraarticular distal radius fractures. Hand (N Y). 2008;3:111–7.

37. Kennedy C, Kennedy MT, Niall D, Devitt A. Radiological outcomes of distal radius extra-articular fragility fractures treated with extra-focal Kirschner wires. Injury. 2010;41:639–42.

38. Kim JY, Tae SK. Percutaneous distal radius-ulna pinning of distal radius fractures to prevent settling. J Hand Surg Am. 2014;39:1921–5.

39. Rozental TD, Blazar PE. Functional outcome and complications after

volar plating for dorsally displaced, unstable fractures of the distal radius. J Hand Surg Am. 2006;31:359–65.

40. Gogna P, Selhi HS, Singla R, Devgan A, Magu NK, Mahindra P, Yamin M. Dorsally comminuted fractures of the distal end of the radius: osteosynthesis with volar fixed angle locking plates. ISRN Orthop. 2013; 2013:131757.

41. Arora R, Lutz M, Hennerbichler A, Krappinger D, Espen D, Gabl M. Complications following internal fixation of unstable distal radius fracture with a palmar locking-plate. J Orthop Trauma. 2007;21:316–22.

42. Harness NG, Jupiter JB, Orbay JL, Raskin KB, Fernandez DL. Loss of fixation of the volar lunate facet fragment in fractures of the distal part of the radius. J Bone Joint Surg Am. 2004;86-A:1900–8.

43. Kamath AF, Zurakowski D, Day CS. Low-profile dorsal plating for dorsally angulated distal radius fractures: an outcomes study. J Hand Surg Am. 2006;31:1061–7.

44. Simic PM, Robison J, Gardner MJ, Gelberman RH, Weiland AJ, Boyer MI. Treatment of distal radius fractures with a low-profile dorsal plating system: an outcomes assessment. J Hand Surg Am. 2006;31:382–6.

45. Ruch DS, Papadonikolakis A. Volar versus dorsal plating in the management of intra-articular distal radius fractures. J Hand Surg Am. 2006;31:9–16.

46. Yu YR, Makhni MC, Tabrizi S, Rozental TD, Mundanthanam G, Day CS. Complications of low-profile dorsal versus volar locking plates in the distal radius: a comparative study. J Hand Surg Am. 2011;36:1135–41.

47. Rein S, Schikore H, Schneiders W, Amlang M, Zwipp H. Results of dorsal or volar plate fixation of AO type C3 distal radius fractures: a retrospective study. J Hand Surg Am. 2007;32:954–61.

48. Wichlas F, Haas NP, Disch A, Macho D, Tsitsilonis S. Complication rates and reduction potential of palmar versus dorsal locking plate osteosynthesis for the treatment of distal radius fractures. J Orthop Traumatol. 2014;15:259–64.

第 18 章
桡骨远端骨折合并腕管综合征

病例

患者女性，72 岁，右利手。摔伤后右腕疼痛，活动受限就诊。无明显麻木和刺痛（图 18.1）。患者的右腕关节掌背侧夹板固定 1 周后，改为石膏 + 指套固定。伤后 2 周后复查发现背倾增加，但婉拒手术（图 18.2）。伤后 3 周发现背倾增加明显，伴有拇指、示指和中指进行性麻木（图 18.3）。由于患者畸形加重和正中神经受损，术中在对桡骨远端骨折进行切开复位内固定的同时，行正中神经松解（图 18.4）。术后腕关节活动恢复满意，正中神经的感觉功能恢复（图 18.5）。

背景

桡骨远端骨折是急诊常见骨折，在美国发病人数为 640 000 例 / 年[1]，其并发症包括持续性神经病变、桡腕关节或桡尺远侧关节炎、畸形愈合、不愈合、复杂区域疼痛综合征、尺骨撞击、前臂旋转受限、手指僵硬，甚至骨筋膜综合征[1, 2]。腕管综合征（carpal tunnel syndrome, CTS）是桡骨远端骨折常见的并发症，发生率 3.3% ~ 17.2%[3, 4]。其可以早期发生，也可在伤后数月、

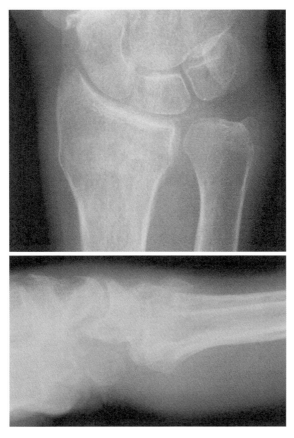

图 18.1　正位（上）和侧位（下）片示桡骨远端骨折轻微压缩，掌倾 0°

数年后发生。已有文献研究桡骨远端骨折合并腕管综合征的病因及危险因素。如果早期未能鉴别正中神经卡压的症状，延迟治疗会导致桡骨远端骨折后残留正中神经功能不全或疼痛。

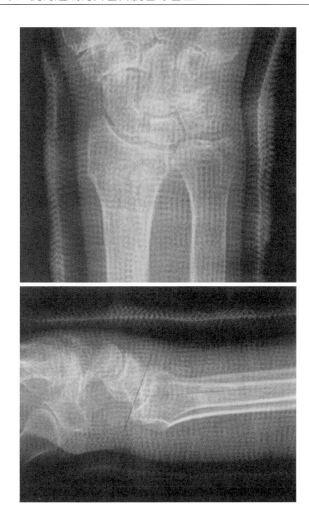

图 18.2　伤后 2 周随访时，侧位片上发现掌倾角丢失（下图）。掌倾角为桡骨远端关节面掌、背侧最远点连线与桡骨长轴垂直线的夹角。图中角为 90° 时，掌倾角为 0°。掌倾角用 +，背倾角用 - 表示。正常掌倾角平均为 +11°（−7°~+28°）[17]。该患者背倾大约 −20°（下图）

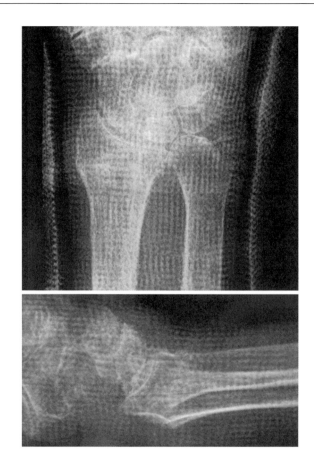

图 18.3　1 周后再次复查，侧位片示掌倾角丢失增加，大约 –30°（下）

解剖

　　1854 年 Sir James Page[5] 首先报道，桡骨远端骨折后当过多的骨痂形成压迫正中神经时，会出现腕管综合征的症状。腕管的背侧边界为腕骨形成的凹形拱门结构，掌侧为腕横韧带。最低点前后径为 10 ~ 13 mm。腕管的内容物为 9 根屈肌腱和正中神经。

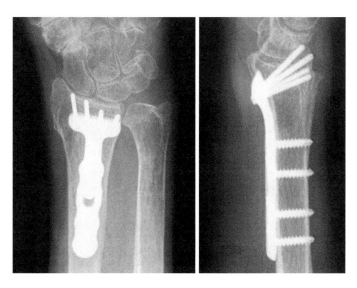

图 18.4　术后正位（左）和侧位（右）X 线片示桡骨远端骨折掌侧钢板坚强固定，掌倾角恢复（右）

正中神经位置表浅，位于中线的桡侧，被覆脂肪细胞层。Vance 和 Gelberman[9] 发现在腕关节水平正中神经与桡骨相距 3 mm。当腕管内的压力增加，正中神经外膜的灌注降低，导致神经缺血，轴突运输和神经传导异常。临床表现为麻木和感觉异常[10]。桡骨远端骨折合并腕管综合征未经治疗，会导致正中神经损伤，增加罹患慢性区域疼痛综合征的风险。

诊断

　　患者常主诉正中神经分布区包括拇指、示指、中指和环指的桡侧半的麻木、疼痛或烧灼感。慢性腕管综合征可导致鱼际肌的

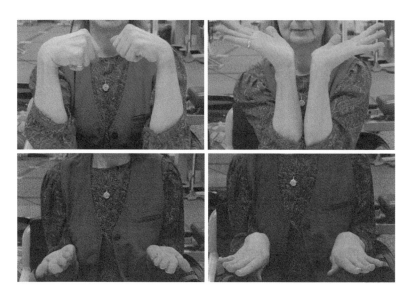

图 18.5 术后功能像：掌屈，背伸，旋后，旋前

萎缩，拇指对掌减弱[8]。特殊检查包括：Phalen 试验：被动屈腕，正中神经支配区麻木疼痛为阳性；Tinel 征：在腕关节和手叩击受伤的正中神经，出现支配区麻木疼痛为阳性；Durkan 试验：检查者用拇指压迫腕管，出现支配区的皮肤麻木不适为阳性，敏感度 87%，特异度 90%，但在急性骨折不宜使用。在桡骨远端骨折的体格检查中应含有针对正中神经的检查，包括正中神经的感觉、大鱼际肌的触诊及拇指的外展、对掌功能。两点辨别感觉有助于鉴别急性腕管综合征和正中神经挫伤。

腕管综合征

腕管综合征可在桡骨远端骨折发生的数小时至数年内出现症

状。可分为早期、亚急性期和晚期，晚期可在骨折数月至数年后发生。晚期者是慢性腕管综合征的一种，与畸形愈合、慢性水肿、长期腕关节屈曲位固定和过多的骨痂形成有关[1, 8]。1980 年 Cooney 等[11] 回顾分析 565 Colles 骨折发现，正中神经受压是最常见的并发症，发生率为 7.9%。31 例有早期神经损伤改变。41 例发生晚期正中神经损伤，其中 31 例需要腕管松解。Stewart 等[12] 回顾分析 100 例桡骨远端骨折患者，其中合并腕管综合征者，17% 在伤后 3 个月内出现症状，伤后 6 个月时增加 12%。

　　腕管综合征的发病是多因素的。最多见的为特发性腕管综合征，表现为反复的腕关节屈曲时，正中神经支配区域感觉异常加重。桡骨远端骨折、慢性炎症或腱鞘炎水肿致使腕管解剖结构改变时，也会发生腕管综合征。亚急性腕管综合征的发生率为 0.5% ~ 22%[1, 8]。

　　桡骨远端骨折合并腕管综合征的发生率为 5.4% ~ 8.6%[1]。由于腕管内压力快速上升，一般在伤后数小时至数天出现正中神经支配区域的感觉异常。需要注意鉴别的是，由于掌侧骨折移位造成的正中神经挫伤、失用，或功能异常。这种情况，随着骨折的复位，正中神经支配区域的感觉异常往往好转。急性腕管综合征需要立刻减压，以防止永久性的神经损伤[13]。

病理力学

　　由于腕管综合征在桡骨远端骨折伤后不同时间段出现，因此有多种机制导致其发生。其中腕管内的压力上升是急性腕管综合征的主要原因。桡骨远端骨折端的血肿溢至腕管，压力上升，创伤暴力的程度与血肿的大小相关[4, 14]。Kongsholm 和 Olerud[14] 发现，骨折严重程度与腕管内压力正相关。骨折严重时，出血、水肿程度更高，结果是腕管内压上升。Itsubo 等 [4] 分析 105 例桡骨远端骨折合并腕管综合征病例，发现急性发病组中 68% 为关节内骨折和粉碎骨折，46% 为高能量损伤。在亚急性组（1～12 周）和晚期组（12+ 周），A 型骨折各占 79% 和 63%，90% 为低能量损伤 [4]。Kongsholm 和 Olerud [14] 发现，在 Colles 骨折有另外两个增加腕管内压力的因素。第一，复位时血肿内麻醉增加腕管内压 [14]；第二，腕关节固定于 Cotton-Loder 位，即掌屈尺偏位时增加腕管内压和正中神经受压的风险 [3]。Kongsholm 和 Olerud[14] 发现，腕关节掌屈增加 1°，腕管内压增加 0.8 mmHg[14]。Gelberman 等 [15] 发现，在 Colles 骨折，当腕关节从中立位屈曲至 40° 时，腕管内压和间隙内组织液压力从 18 mmHg 升至 47 mmHg。

Paget[5] 报道，桡骨远端骨折合并腕管综合征与掌侧过多骨痂生长有关 [3, 6]。1980 年 Cooney 等 [11] 发现，晚期的腕管综合征与掌侧骨块、过多骨痂生长、血肿和局部水肿有关。过多骨痂生长或畸形愈合可致腕管的横截面面积下降 [3, 16]。Taleisnik 和 Watson[17]1984 年发现，掌倾角减小引起腕骨间不稳定，包括月骨的背侧成角和腕中关节屈曲，腕管容积降低 [17]。1988 年 Aro 等 [16] 回顾分析 166 例保守治疗的 Colles 骨折的患者，晚期正中神经卡压的发生率是 8%，其中 85% 合并桡骨短缩、背侧成角畸形愈合造成的腕管容积降低。

1963 年，Lynch 和 Lipscomb[3] 发现非特异性屈肌腱鞘炎，特别是桡骨远端骨折合并屈肌滑膜炎症，增加腕管内容物体积，引起正中神经卡压的症状。

治疗

根据 2009 年成人桡骨远端骨折治疗指南，美国骨科医师协会（AAOS）因为缺乏证据，因此未能对桡骨远端骨折复位后仍有的正中神经卡压是否切开减压提出指导意见。患者一般在骨折固定后神经症状会自行缓解[1, 18]。

在一项回顾性病例对照研究中，Dyer 等[13] 认为在接受手术固定的桡骨远端骨折患者中，骨折的移位是急性腕管综合征的危险因素。因此，在年龄小于 48 岁的女性，骨折移位大于 35% 时，可以行预防性腕管减压术。

但 Odumala 等[19] 评估在桡骨远端骨折固定后，一期预防性腕管减压术对正中神经恢复的疗效。在腕管减压术中，采用延至大鱼际肌尺侧的扩大切口。结果显示，试验组预防性腕管减压术后的正中神经卡压的发生是对照组的 2 倍，手术并发症增加[19]。也有文献推荐独立切口行腕管内镜下松解。Weber 和 Sanders[20] 报道经桡侧腕屈肌（FCR）腕管减压，其优点在于直视下腕管内操作，减少对正中神经浅层的皮肤等软组织的干扰。Wathmey 等[21] 应用扩大 FCR 入路，在手术内固定桡骨远端骨折同时预防性腕管减压，术中在腕管桡侧切断腕横韧带，正中神经卡压症状缓解明显[21]。因此，在手术内固定桡骨远端骨折同时，需要腕管减压时，可以另做独立的切口，或者应用扩大 FCR 入路[1]。但桡骨远端骨折合并正中神经的症状，也可能是正中神经挫伤引起，并非继发于腕管内压迫。因此在术前应告知患者腕管减压仅改善局部环境，而非立即缓解神经卡压症状。

总结

　　腕管综合征是桡骨远端骨折常见的并发症，可在桡骨远端骨折发生的数小时至数年内出现症状。认识正中神经卡压的危险因素很重要，包括局部血肿麻醉、掌屈尺偏位固定和畸形愈合。晚期的腕管综合征作为并发症与慢性腕管综合征的治疗类似。尽管AAOS并不推荐在手术固定桡骨远端骨折的同时，预防性行腕管减压，但能认识与及时处理急性腕管综合征十分重要。对腕管综合征缺乏早期识别可能导致诊断和治疗的延误，这可能导致永久性的正中神经损伤。

（Caroline N. Wolfe, Nikhil R. Oak, Jeffrey N. Lawton 著

王烨明 译　王 蕾 审校）

参考文献

1. Niver GE, Ilyas AM. Carpal tunnel syndrome after distal radius fracture. Orthop Clin North Am. 2012;43(4):521–7.
2. Wolfe S. Green's operative hand surgery. 6th ed. Philadelphia: Elsevier/Churchill Livingstone; 2010.
3. Lynch AC, Lipscomb PR. The carpal tunnel syndrome and Colles' fractures. JAMA. 1963;185:363–6.
4. Itsubo T, Hayashi M, Uchiyama S, Hirachi K, Minami A, Kato H. Differential onset patterns and causes of carpal tunnel syndrome after distal radius fracture: a retrospective study of 105 wrists. J Orthop Sci. 2010;15(4):518–23.
5. Paget J. Lectures on surgical pathology. Philadelphia: Lindsay & Blakiston; 1854. p. 42.
6. Paley D, McMurtry RY. Median nerve compression by volarly displaced fragments of the distal radius. Clin Orthop Relat Res. 1987;215:139–47.
7. Rotman MB, Donovan JP. Practical anatomy of the carpal tunnel. Hand Clin. 2002;18(2):219–30.
8. Cranford CS, Ho JY, Kalainov DM, Hartigan BJ. Carpal tunnel syndrome. J Am Acad Orthop Surg. 2007;15(9):537–48.

9. Vance RM, Gelberman RH. Acute ulnar neuropathy with fractures at the wrist. J Bone Joint Surg Am. 1978;60(7):962–5.

10. Tosti R, Ilyas AM. Acute carpal tunnel syndrome. Orthop Clin North Am. 2012;43(4):459–65.

11. Cooney 3rd WP, Dobyns JH, Linscheid RL. Complications of Colles' fractures. J Bone Joint Surg Am. 1980;62(4):613–9.

12. Stewart HD, Innes AR, Burke FD. The hand complications of Colles' fractures. J Hand Surg Br. 1985;10(1):103–6.

13. Dyer G, Lozano-Calderon S, Gannon C, Baratz M, Ring D. Predictors of acute carpal tunnel syndrome associated with fracture of the distal radius. J Hand Surg Am. 2008;33(8):1309–13.

14. Kongsholm J, Olerud C. Carpal tunnel pressure in the acute phase after Colles' fracture. Arch Orthop Trauma Surg. 1986;105(3):183–6.

15. Gelberman RH, Szabo RM, Mortensen WW. Carpal tunnel pressures and wrist position in patients with Colles' fractures. J Trauma. 1984;24(8): 747–9.

16. Aro H, Koivunen T, Katevuo K, Nieminen S, Aho AJ. Late compression neuropathies after Colles' fractures. Clin Orthop Relat Res. 1988;233: 217–25.

17. Taleisnik J, Watson HK. Midcarpal instability caused by malunited fractures of the distal radius. J Hand Surg Am. 1984;9(3):350–7.

18. Lichtman DM, Bindra RR, Boyer MI, et al. Treatment of distal radius fractures. J Am Acad Orthop Surg. 2010;18(3):180–9.

19. Odumala O, Ayekoloye C, Packer G. Prophylactic carpal tunnel decompression during buttress plating of the distal radius–is it justified? Injury. 2001;32(7):577–9.

20. Weber RA, Sanders WE. Flexor carpi radialis approach for carpal tunnel release. J Hand Surg Am. 1997;22(1):120–6.

21. Gwathmey Jr FW, Brunton LM, Pensy RA, Chhabra AB. Volar plate osteosynthesis of distal radius fractures with concurrent prophylactic carpal tunnel release using a hybrid flexor carpi radialis approach. J Hand Surg Am. 2010;35(7):1082–8. e1084.

第 19 章
桡骨远端骨折的并发症：拇长伸肌腱断裂

病例

病例 1

　　患者女性，54 岁，因机动车车祸致右桡骨远端骨折（优势手），在急诊室行闭合复位石膏固定。当她转诊至手外科医师时，主诉离开急诊后，拇指及示指麻木、刺痛。考虑到明显的背侧骨折粉碎，合并正中神经症状，患者接受手术内固定和腕管松解术。术后 1 个月，患者腕背侧出现痛性弹响，拇指指间关节背伸受限。术中透视在第三、四间室未发现突出的螺钉（图 19.1）。

病例 2

　　患者女性，54 岁，因轮滑导致桡骨远端骨折，因骨折无移位，最初仅接受夹板和随后的石膏固定，伤后 4 周，主诉拇指可屈曲，但背伸受限。我们在术中发现拇长伸肌腱断裂。但在病程中所有的 X 线检查均提示骨折无移位。

病例 3

　　患者女性，38 岁，因从酒吧的高脚凳摔下致右桡骨远端骨折，最初的治疗为夹板固定和支具固定 2 周。患者诉拇指发紧和

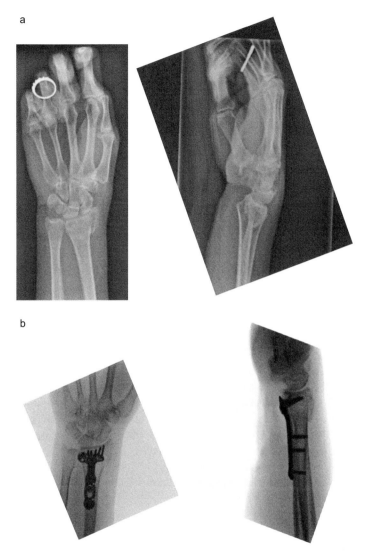

图 19.1 自发性断裂。（a）伤时 X 线示桡骨远端骨折，背侧粉碎，移位。（b）术后透视示复位满意，螺钉未突出背侧皮质

疼痛，因其骨折移位，患者在伤后 4 周接受手术治疗。术后 4 周，主诉拇指背伸受限。X 线检查发现桡骨远端干骺端可见突出的螺钉（图 19.2）。在取出钢板时，同时行背侧肌腱转移，以恢复拇指功能。

根据临床检查，以上病例皆可以诊断为拇长伸肌腱在 Lister 结节水平的断裂。这三个病例体现了同一并发症的不同表现。所有患者接受在第一腕掌关节水平的示指固有伸肌肌腱转位术。

病因学

拇长伸肌腱断裂是桡骨远端骨折的常见并发症，其在无移位骨折而接受非手术治疗的人群中发生率为 0.07% ~ 5%，在掌侧钢板固定人群中升至 2% ~ 8.6%[1-4]。拇长伸肌腱断裂通常在伤后 1 ~ 3 个月，特征是拇指背伸受限。许多理论试图解释拇长伸肌

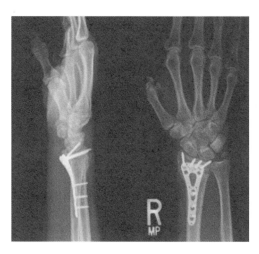

图 19.2　螺钉突出背侧皮质。术后随访 X 线检查示骨折复位满意，但螺钉突出背侧皮质

腱断裂的原因。我们将合并拇长伸肌腱断裂者，分为无移位骨折石膏固定组和背侧移位骨折掌侧钢板固定组。

对于无移位骨折，存在很多影响因素。既往文献证实拇长伸肌腱在 Lister 结节水平血运较差。Lister 结节是拇长伸肌腱近端和远端内在血供系统的分水岭[5]。对于无移位骨折，暴力不足于损伤伸肌支持带。因此，伸肌间室仍是相对狭小的空间，当骨折端血肿形成时，第三间室骨 - 纤维隧道内压力增加，滑液分泌减少，影响肌腱血运。其他因素同样降低骨 - 纤维隧道空间体积，如骨折端尖锐的小骨块、骨折愈合过程中骨痂形成等。

对于移位骨折，拇长肌腱腱鞘破裂，使得拇长肌腱可游离出骨 - 纤维隧道。因此医源性拇长肌腱腱损伤有三种可能。第一，闭合复位时，拇长肌腱嵌入骨折端造成损伤。其次，放置掌侧钢板远端锁钉时，电钻钻头过深，伤及背侧的拇长肌腱腱[4]。最后的可能是在第三、四背侧间室的螺钉过长，反复摩擦拇长肌腱，最终导致断裂[6]。

诊断

诊断依靠临床症状和体征。患者往往主诉拇指可屈曲，但背伸受限。往往不需要特殊的检查。偶尔在拇指背伸受限之前，有弹响或者腕关节背侧疼痛。当骨折疼痛逐渐减弱时，出现拇指背伸时，腕关节背伸疼痛，可诊断拇长肌腱炎。早期拇长肌腱转位可以避免断裂。一旦出现断裂，由于肌腱的磨损，往往不能一期修复肌腱。

如果临床症状不明显，B 超可以协助诊断。B 超可见骨 - 纤维隧道内积血或积液，拇长肌腱缺失[7]，对诊断肌腱回缩的程度亦有帮助。

预 防

现在有许多方法降低术中拇长伸肌腱损伤的风险。术中特殊体位透视螺钉的长度可降低其损伤的风险。在标准的侧位中，由于第三间室中突出的螺钉可被 Lister 结节遮挡，因此当螺钉已经穿透背侧皮质时，可在侧位片上表现为螺钉长度适宜。Ozer 等发现侧位片上螺钉穿出背侧皮质 1 mm 的敏感度为 68%，2 mm 的敏感度为 80%[8]，并认为腕背侧切线位能更好地观察螺钉的长度。当腕关节屈曲时，X 线平行于背侧皮质的切线，可更容易观察到螺钉是否穿出皮质（图 19.3）。

另外，还可以调整螺钉的长度，双皮质固定是桡骨远端骨折固定的标准方法。Wall 等研究了螺钉长度与稳定性的关系，发现 75% 的骨测深长度与双皮质固定的强度相似[9]。因此在锁定

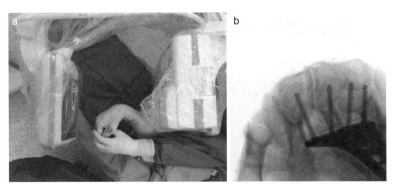

图 19.3 桡骨远端背侧切线位。（a）透视时注意腕关节屈曲。（b）切线位可清晰显示背侧皮质，易于观察螺钉是否突出背侧皮质。注意本例未见到螺钉突出背侧皮质

钢板固定时，减少螺钉的长度以期保护拇长伸肌腱。

治疗

一般来说，由于拇长伸肌腱的磨损和萎缩，拇长伸肌腱不推荐一期修复。我们标准的治疗方案是示指固有伸肌移位，两者行程和收缩肌力方向相似。手术可以通过三个切口完成（图19.4a）。第一切口位于拇指掌指关节近端，探查拇长伸肌腱的残端的位置，以决定示指固有伸肌腱的游离转移的长度。需要注意的是，在此区域中有桡神经浅支走行。示指固有伸肌腱的转位应位于其深面。如伤及桡神经浅支或者示指固有伸肌腱位于其浅层形成压迫，会形成术后神经痛和慢性疼痛。第二切口位于示指的掌指关节的近端，示指固有伸肌位于指伸肌腱的尺侧，注意保存其完整性。第三切口位于腕关节水平伸肌支持带以远。在矢状束近端横断示指固有伸肌，回抽至腕关节水平。注意有时示指固有伸肌腱与指伸肌间存在交通支，应充分游离切断，保证示指固有伸肌腱的顺利转位。肌腱的切取可以在矢状束以远，但注意修复残端。示指固有伸肌经皮下隧道转位至拇长伸肌腱的远端（图19.4b），Pulvertaft 编织法是常用的方法。如有可能，3~4 次编织最佳（图 19.4c）。在腕中立位和拇指伸直位，保持转位的肌腱的张力。这样可以保证腕背伸时，拇指可屈曲。吻合过紧或者过松，都会导致拇指背伸受限。随着手外科术中觉醒手术的开展，术中患者清醒状态下的张力试验更有助于确定合适的张力，有助于皮质的重新编码。传统的康复计划制动 3~6 周，近来则提倡早期主动活动 [11, 12]。患者可能会出现术后示指背伸力下降 [13]，但我们并没有遇到。但对于手功能要求高者，例如钢琴家，术前

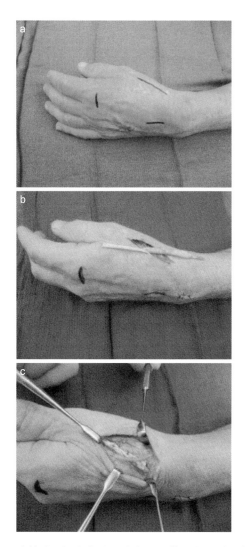

图 19.4 EIP 肌腱转移。(a) 标出 3 个切口。第一切口位于拇指掌指关节近端，此处行 Pulvertaft 编织缝合。第二切口位于示指的掌指关节的近端，第三切口位于腕关节水平 Lister 结节尺侧。(b) 在掌指关节水平横断示指固有伸肌，回抽至腕关节水平，转移至拇指。示指固有伸肌转位至拇长伸肌腱的远端。(c) Pulvertaft 编织法。示指固有伸肌腱的转位应位于桡神经浅支深面

应告知这种风险。大多数患者在肌腱移位后 8 周功能恢复。

（Benjamin L. Gray, Andrew D. Markiewitz 著

王烨明 译　王蕾 审校）

参考文献

1. Cooney WP, Dobyns JH, Linscheid RL. Complications of Colles' fractures. J Bone Joint Surg Am. 1980;62(4):613–9. http://jbjs.org.beckerproxy.wustl.edu/content/62/4/613.abstract. Accessed 28 Jan 2015.

2. Roth KM, Blazar PE, Earp BE, Han R, Leung A. Incidence of extensor pollicis longus tendon rupture after nondisplaced distal radius fractures. J Hand Surg Am. 2012;37(5):942–7. doi:10.1016/j.jhsa.2012.02.006.

3. Arora R, Lutz M, Hennerbichler A, Krappinger D, Espen D, Gabl M. Complications following internal fixation of unstable distal radius fracture with a palmar locking-plate. J Orthop Trauma. 2007;21(5):316–22. doi:10.1097/BOT.0b013e318059b993.

4. Al-Rashid M, Theivendran K, Craigen MAC. Delayed ruptures of the extensor tendon secondary to the use of volar locking compression plates for distal radial fractures. J Bone Joint Surg Br. 2006;88(12):1610–2. doi:10.1302/0301-620X.88B12.17696.

5. Engkvist O, Lundborg G. Rupture of the extensor pollicis longus tendon after fracture of the lower end of the radius—a clinical and microangiographic study. Hand. 1979;11(1):76–86. http://www.ncbi.nlm.nih.gov/pubmed/488782. Accessed 1 Feb. 2015.

6. Benson EC, DeCarvalho A, Mikola EA, Veitch JM, Moneim MS. Two potential causes of EPL rupture after distal radius volar plate fixation. Clin Orthop Relat Res. 2006;451:218–22. doi:10.1097/01.blo.0000223998.02765.0d.

7. De Maeseneer M, Marcelis S, Osteaux M, Jager T, Machiels F, Van Roy P. Sonography of a rupture of the tendon of the extensor pollicis longus muscle: initial clinical experience and correlation with findings at cadaveric dissection. AJR Am J Roentgenol. 2005;184(1):175–9. doi:10.2214/ajr.184.1.01840175.

8. Ozer K, Wolf JM, Watkins B, Hak DJ. Comparison of 4 fluoroscopic views for dorsal cortex screw penetration after volar plating of the distal radius. J Hand Surg Am. 2012;37(5):963–7. doi:10.1016/j.jhsa.2012.02.026.

9. Wall LB, Brodt MD, Silva MJ, Boyer MI, Calfee RP. The effects of screw length on stability of simulated osteoporotic distal radius fractures fixed with volar locking plates. J Hand Surg Am. 2012;37(3):446–53. doi:10.1016/j.jhsa.2011.12.013.

10. Lalonde DH. Wide-awake extensor indicis proprius to extensor pollicis

longus tendon transfer. J Hand Surg Am. 2014;39(11):2297–9. doi:10.1016/j.jhsa.2014.08.024.

11. Germann G, Wagner H, Blome-Eberwein S, Karle B, Wittemann M. Early dynamic motion versus postoperative immobilization in patients with extensor indicis proprius transfer to restore thumb extension: a prospective randomized study. J Hand Surg Am. 2001;26(6):1111–5. doi:10.1053/jhsu.2001.28941.

12. Giessler GA, Przybilski M, Germann G, Sauerbier M, Megerle K. Early free active versus dynamic extension splinting after extensor indicis proprius tendon transfer to restore thumb extension: a prospective randomized study. J Hand Surg Am. 2008;33(6):864–8. doi:10.1016/j.jhsa.2008.01.028.

13. Moore JR, Weiland AJ, Valdata L. Independent index extension after extensor indicis proprius transfer. J Hand Surg Am. 1987;12(2):232–6. doi:10.1016/S0363-5023(87)80277-0.